DENTAL DIAMOND
ムック

これから始める・さらに深める

ファイバーポスト レジンコアの臨床

[編集委員]

坪田有史
東京都・坪田デンタルクリニック

川本善和
東京都・アース歯科クリニック

刊行にあたって

　歯科治療における材料は日進月歩で改良されており、とくにメタルフリー材料の革新が著しい。元来、オールセラミック修復においても、支台築造はメタル材料で行うしか方法がなかった時代に、ファイバーポストによる支台築造が臨床に応用されるようになったのは、まさにイノベーションであり、これをもって審美治療の土台が確立したとも言える。

　ファイバーポストは歯根破折を軽減できる利点から、自費治療への第一ステップとして歯科医師からは重宝されてきた。そして、国内の臨床応用から10年以上が経過し、平成28年にはついに保険収載された。国民全体に恩恵が得られる喜びの声と同時に、自費治療の頼りとしていた歯科医師からの悲鳴も聞かれる。自費治療との差別化や最新材料も踏まえ、ここで改めて支台築造におけるファイバーポストレジンコアを見直す時期に来ていると思われる。

　今回、デンタルダイヤモンド2017年1月号より12月号まで連載された「ファイバーポストレジンコアの臨床」を再編集したうえで新規項目を追加し、発刊するに至った。各分野のエキスパートたちが、ファイバーポストレジンコアの基礎から臨床応用に至るまでを、わかりやすく解説している。最新の材料や術式の理解、疑問点の解消まで、日々の臨床に役立てていただければ幸いである。

2018年4月
編集委員一同

これから始める・さらに深める
ファイバーポストレジンコアの臨床

CONTENTS

刊行にあたって ……………………………………………………………………… 003

本書を10倍楽しむための巻頭座談会

ファイバーポストレジンコアの"これまで"と"これから" ……… 006

坪田有史 東京都・坪田デンタルクリニック　　**川本善和** 東京都・アース歯科クリニック
峯　篤史 大阪大学大学院歯学研究科　クラウンブリッジ補綴学分野

1章　研究

ファイバーポストレジンコアで、歯はどこまで保存できるのか ………………… 014
川本善和　東京都・アース歯科クリニック

ファイバーポストとレジンの接着 ……………………………………………… 022
星 憲幸・木本克彦　神奈川歯科大学大学院歯学研究科　口腔統合医療学講座（補綴・インプラント学）

2018年における支台築造法のエビデンス ……………………………………… 033
峯 篤史・矢谷博文　大阪大学大学院歯学研究科　クラウンブリッジ補綴学分野

2章　術式

支台築造の術式（直接法）① 基本術式 メタルコアの改善 …… 040
遠山敏成　東京都・マイスター春日歯科クリニック

支台築造の術式（直接法）② 注意すべきポイント …… 046
石部元朗　山梨県・石部歯科医院

支台築造の術式（間接法） …… 051
島 弘光　東京都・シマデンタルクリニック

根管象牙質への接着 …… 059
高見澤俊樹・辻本暁正・宮崎真至　日本大学歯学部　保存学教室修復学講座

3章　臨床

ジーシーファイバーポストの臨床 …… 066
新谷明一　日本歯科大学生命歯学部　歯科補綴学第2講座
Department of Prosthetic Dentistry and Biomaterials Science, Institute of Dentistry, University of Turku

ファイバーポストレジンコアのための術前処置　歯の移動の応用（フェルールの獲得） … 076
本橋昌宏　東京都・本橋歯科医院

ファイバーポスト使用上の注意点① …… 083
天川由美子　東京都・天川デンタルオフィス外苑前

ファイバーポスト使用上の注意点②　各種症例から見た長期予後を見据えるための要素 …… 089
島田和基　東京都・シマダ歯科クリニック

i-TFCシステムを応用した症例 …… 096
川本善和　東京都・アース歯科クリニック

公的医療保険制度におけるファイバーポストレジンコア …… 104
坪田有史　東京都・坪田デンタルクリニック

ファイバーポストレジンコアの現状と展望 …… 109
坪田有史　東京都・坪田デンタルクリニック

ブックデザイン：奥定泰之

1章 研究

Discussion

本書を10倍楽しむための巻頭座談会

ファイバーポストレジンコアの"これまで"と"これから"

坪田有史（東京都・坪田デンタルクリニック）
川本善和（東京都・アース歯科クリニック）
峯　篤史（大阪大学大学院歯学研究科　クラウンブリッジ補綴学分野）

本書の発刊にあたり、編集委員の坪田有史氏、川本善和氏と、執筆者を代表して峯 篤史氏に座談会にお集まりいただき、本書の読みドコロと、ファイバーポストレジンコアの"これまで"と"これから"の展望についてお話しいただいた。　（編集部）

坪田　「ファイバーポストレジンコアのこれまでを振り返り、これからを展望する」というテーマで座談会を進めさせていただきます。
　まず、ファイバーポストの現状として、何か感じることはありますか。
峯　はい。私と矢谷博文教授の共著の「2018年における支台築造法のエビデンス」（P.33）で、支台築造の現状に関する資料を掲載しています。

これを見ると、いまだにメタルコアが多く選択されていることがわかります（図1）。
川本　もっと伸びている印象がありました。
坪田　そうですね。周囲の話を聞くと、ファイバーポストを使用される先生は増えていると感じています。
川本　当院の勤務医に話を聞くと、メタルコアの間接法が得意な一方で、ファイバーポストの直接法はあまり得意ではないとのことです。そのような意味で、敬遠している先生は多いかもしれませんね。
坪田　ファイバーポストレジンコアの直接法が苦手という先生も少なくないですね。あとは、ファイバーポストの除去も難しいと思っている先生もいらっしゃいます。
峯　ファイバーポストが薬事認可されて10年以

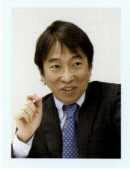

坪田有史（つぼた ゆうじ）
1989年、鶴見大学歯学部卒業。1994年、鶴見大学歯学部歯科補綴学第2講座 助手（～2011年12月）。2012年、坪田デンタルクリニック開業。

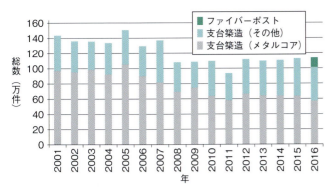

図❶ 社会医療診療行為別統計調査（6月に計測した1ヵ月分のデータ）。「2018年における支台築造法のエビデンス」（P.34参照）

上経ったので、除去などの再治療はもちろん、長期経過ケースも増えています。

川本 脱落しないで残っているけれど、根管治療が必要になるケース、ファイバー自体が折れてしまうケースなどが挙げられますね。

坪田 メーカーには、そういったトラブル時の対応も提示していただきたいですね。また、最近は保険導入されたファイバーポストが増えてきました。物性や組成、また繊維方向など、整理したいところです。

峯 たとえば、シラン処理するかしないか、光るか光らないか、それはなぜなのか、術式や処理法は変わるのかなど、チェックする必要があります。

坪田 これからも新製品や新しい発想のファイバーポストが出てくると思いますし、既存の製品もアップデートしてきますからね。

川本 そうですね。あとはポスト、つまり根管の中の部分、コア部と歯冠に近いほうのレジンを分けているメーカーも増えています。充填と築盛では本来全然違いますが、保険はみんな同じです。

坪田 そうですね。保険ではコスト面を考慮し

て、メーカーはオールインワンの製品を開発しなければならなかったから、たいへんだったと思います。

峯 そうですね。ちなみに、この流れは日本独特なものです。ポストをセメントで築盛する海外とは異なり、支台築造専用の材料があるのは日本だけです。

坪田 本書ではファイバーポストを用いた支台築造の実際、ファイバーポスト自体の物性など、ファイバーポストレジンコアについて、さまざまな視点で解説しています。そこで、本書を読むうえでのポイントについて項目ごとに解説していきたいと思います。

各項目の読みドコロ

1. ファイバーポストレジンコアで、歯はどこまで保存できるのか／川本善和（P.14）

峯 改めて読むと、たいへん興味深いです。

坪田 ファイバーポストの原則的な項目ですね。ファイバーポストに初めて触れる先生は、必ず読んでいただきたい項目です。

川本 大学にいたころにファイバーポストが登場し、さまざまな実験を行いました。当初は、ファイバーポストが黒色だったことを覚えています。黒いカーボンファイバーを白く塗装していて、削ると黒い面が出てきました。その後、透明な石英系の製品が発売されて、ようやく臨床で使えるようになったなと思いました。

坪田 発売されたばかりのファイバーポストは、弾性率はよかったのですが、強度に問題がありました。

川本 それに、支台築造の大原則は、当時から変わっていないのです。逆にいうと、施術法がある程度確立されているといえます。

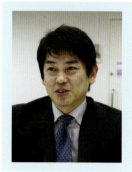

川本善和
1996年、日本大学歯学部卒業。2002年、日本大学歯学部 専修医（補綴学教室クラウン・ブリッジ学講座）。2004年、同 助手。2007年、アース歯科クリニック開業

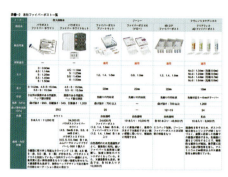

図❷　各社ファイバーポスト一覧。「ファイバーポストとレジンの接着」（P.25参照）

2．ファイバーポストとレジンの接着／星 憲幸・木本克彦（P.22）

峯　この項目では、現在発売されているファイバーポスト各種がリストアップされていて（図2）、こちらもファイバーポストをこれから導入しようという先生は必読といえます。

川本　これだけのファイバーポストが発売されたということは、もう臨床に定着したといってもよいですね。

坪田　そう考えて大丈夫だと思います。ファイバーポストだけでなく、コア材も進化していますね。

3．2018年における支台築造法のエビデンス／峯 篤史・矢谷博文（P.33）

坪田　峯先生のご執筆の内容です。ご自身で紹介してください。

峯　はい（笑）。日本に限らず、ファイバーポストが臨床でどのように使用されているか調べました。すると、海外でもまだメタルコアが使われているという状況がみえてきました。とくにイギリスでは顕著ですね。

4．支台築造の術式（直接法）①　基本術式 メタルコアの改善／遠山敏成（P.40）

川本　遠山先生には基本的な直接法の術式をご執筆いただきました。遠山先生の症例は、ファイバーポストレジンコアの基本的な術式による臨床例ですので、自信がない先生方の教科書になる内容です。

5．支台築造の術式（直接法）②　注意すべきポイント／石部元朗（P.46）

川本　石部先生には、臨床における直接法は比率が高いため、さらに詳細な注意点などを中心に解説いただきました。

峯　「ファイバーポストを併用するか否か」が説明されていることは、とても重要と考えます。

6．支台築造の術式（間接法）／島 弘光（P.51）

川本　島先生には、間接法の重要なポイントを挙げていただきました。島先生は、とても手先が器用で、こだわりが強いです。

峯　島先生はご自身で技工作業もされるのですね。

川本　すべてではないと思いますが、かなり上手だと思います。この項目は歯科技工士にも読んでほしいですね。

坪田　素晴らしいと思います。もちろん、私も歯科技工士を信用していますが、自分で作っています。でも、歯科技工士と歯科医師がお互い

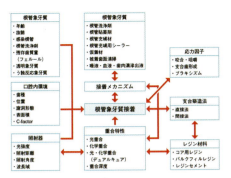

図❸ 根管接着への影響因子。「根管象牙質への接着」（P.60参照）

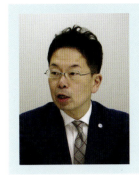

峯 篤史（みね あつし）
1999年 岡山大学歯学部歯学科 卒業。2003年 岡山大学大学院歯学研究科 修了。2007年 ルーベン・カトリック大学 ポストドクトラル・リサーチャー、2012年 大阪大学大学院歯学研究科 助教

の方法を比較しながら、高め合うことが理想だと思います。

7．根管象牙質への接着／高見澤俊樹・辻本暁正・宮崎真至（P.59）

坪田 高見澤先生、辻本先生、宮崎先生には、保存学の視点から根管象牙質への接着に関して、詳細に解説していただきました。

峯 冒頭の「根管接着への影響因子」の図（図3）は非常にわかりやすいです。

川本 象牙質の接着に関して、長年、研究および臨床されている先生方ですから、生活歯・失活歯ともに、コンディションまで配慮していると思います。

峯 直接法・間接法のどちらで行うにしても、根管内の象牙質の接着の大切なポイントが、詳細に解説されていますね。

8．ジーシーファイバーポストの臨床／新谷明一（P.66）

川本 新谷先生には、ジーシーファイバーポストを用いた基本的な術式と、ジーシー関連企業の保険適用外材料であるファイバーポストについても解説いただきました。

坪田 ジーシーファイバーポストは、ファイバーポストで最初に保険導入された製品のためか、保険に関する話題が挙がりがちですが、本項では海外で発売されているジーシー製品についても詳述しています。

峯 未来の支台築造法のあるべき姿が示されています。

9．ファイバーポストレジンコアのための術前処置　歯の移動の応用（フェルールの獲得）／本橋昌宏（P.76）

川本 本橋先生には、難しいケースのMTMについて解説いただきました。歯槽骨を削ってまでフェルールを獲得して歯を残すのは賛否両論ありますが、行ったほうがよいケースもあると思います。

坪田 そうですね。

峯 とくに、若手の先生に頭に入れておいてほしい情報だと思います。あと、これが自費と保険を区別するポイントにもなると思います。自費と保険をいかに分けるか、悶々としている先生は意外といらっしゃいます。

10．ファイバーポスト使用上の注意点①／天川由美子（P.83）

坪田 天川先生には、直接法の施術時の注意点を中心に、支台築造のトラブル防止法を解説していただきました。

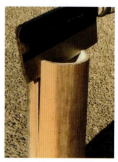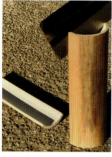

図❹　竹の破折例。「i-TFC システムを応用した症例」（P.98 参照）

峯　ポスト孔の清掃法など、接着操作の細部についての解説も興味深いです。

11. ファイバーポスト使用上の注意点②　長期予後を見据えるための要素／島田和基（P.89）

川本　島田先生には失敗例を振り返っていただきました。島田先生はとてもしっかりとした治療をされている先生です。しかし、時として失敗が出てしまう場合があります。失敗例を出すというのは勇気が要ると思います。長期経過の失敗例をもとに、読者のみなさんの今後に繋げていただければと思います。

12. i-TFCシステムを応用した症例／川本善和（P.96）

峯　川本先生はi-TFCシステム（サンメディカル）をよくお使いですか。

川本　そうですね。i-TFCシステムとは、中心に金属を配置したファイバーポスト、中心に光ファイバーが入った光透過性の高いファイバーポストの2種類のメインポイントと、ポスト補強のための特徴的なスリーブ、極細のアクセサリーファイバー、築造用光重合型コンポジットレジンとしてのポストレジンとコアレジンから構成されている支台築造法です。ポストレジンとコアレジンは光重合ですが、根管のほうは化学重合のレジンと使い分けています。

峯　ちなみに、ファイバーポストの破折のたとえとして竹を割った写真（図4）がありますが、これは川本先生が撮られたのですか。

川本　竹林を保有している後輩がいるので、絵コンテを描いて、「こういう写真を撮って」とお願いしました。

峯　面白いですね（笑）。

坪田　ファイバーポストをただ入れればよいというものではないというのは、本当にそのとおりだと思います。

13. 公的医療保険制度におけるファイバーポストレジンコア（P.104）

14. ファイバーポストレジンコアの現状と展望／坪田有史（P.109）

坪田　最後は私ですね。支台築造にかかわる社会保険制度のおもな問題点を挙げましたが、それがずいぶんと解決してるのです。たとえば、これまでや4／5冠や3／4冠では支台築造が算定できなかったのですが、平成30年度の診療報酬改定からは算定できるようになりました。

川本　フルクラウンは算定できるのに、4／5冠や3／4冠で支台築造が算定できなかったのは、不公平でしたよね。

ファイバーポストレジンコアのこれから

坪田　座談会のまとめとして、ファイバーポストレジンコアのこれからを展望していきたいと思います。

峯　展望として、1つはファイバーポストレジンコアの利点をより発揮できるように、術式を少しずつ変えていくことが必要だと思います。

坪田　そうですね。まず支台築造の今後の方向性ですが、わが国の支台築造は独特の流れがあ

ると峯先生のお話にありました。それをわれわれが突き詰めて、さまざまな製品・手法ができるとよいと思います。私はライトキュアの時代がくるのかなと踏んでいます。あと処理材もいろいろと変わってくるでしょうね。

しかし、私がとくに大事だと思うのは、臨床においてぶつかった壁が新しい方向性への鍵だということです。私は操作性がもっとよくなってほしいと思います。ライトキュアの時代が来るといったのは、デュアルキュアと比べて操作性が高いからです。

あと、日本の場合はメタルフリーの流れに向かっているので、冒頭の図1のとおりにファイバーポストはどんどんと増えていくだろうと思います。メタルフリーの性能が向上していますし、金属の高騰なども影響しますからね。

峯 CAD/CAMはどう思いますか。CAD/CAMで根管部からクラウンまですべて作製できたら、支台築造という概念がなくなるかもしれませんね。

川本 将来の選択肢の1つとして、間違いなく、そのような製品が登場すると思います。

坪田 クラウンはデジタル化がどんどん進むと思いますが、支台築造の求められる物性から考えると何ともいえませんね。したがって、支台築造のデジタル化は、実現するとしても先になってしまうと思います。

川本 根管部までスキャンするのも、いまは無理がありますよね。

峯 ですから、スキャンできる所までのポストでの長さで落ち着くと思います。

川本 あとは、私が解説したi-TFCのスリーブのようなカスタマイズをいかに簡単に行うか。それが保険導入されるかは別として、いかにし

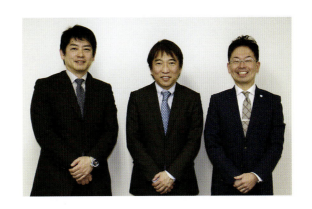

て性能を高めるためにどれほど工夫するかというのも、今後の課題になると思います。

坪田 レベルを追究するのは専門医の先生方ですかね。そこまで追求しない先生は、説明書どおりにやればある程度のレベルでできる製品・方法を用いたほうが無難です。

川本 だから自費なのですね。保険で対応可能なところは低価格で普及して、専門性の高いところはカスタマイズのための手間と費用をかけるということです。個々の歯をしっかり診断して、どのような築造がよいか、ポスト孔を形成するのか、ファイバーポストの配置や接着材はどうアレンジするのか。ただ、機械的に行うのではなくて、適切な診断のもと治療計画を立てて、費用対効果を患者さんにも相談するという流れが必要です。

峯 おっしゃるとおりだと思います。

坪田 抜歯の診断基準だってそれぞれ違います。やはり、そういう意味でいうと、診断から治療まで一度整理したほうがよいと思います。それにあたって、本書は知識の整理に最適といえます。座談会に続く本編を読むことで、皆様の日常診療の一助になれば幸いです。

川本先生、峯先生、ありがとうございました。

ファイバーポストレジンコアで、歯はどこまで保存できるのか

川本善和
Yoshikazu KAWAMOTO
東京都・アース歯科クリニック

支台築造の歴史

支台築造の歴史は、歯の保存の歴史とともに歩んできた（図1）。神経の痛み、つまり歯が痛ければただちに抜歯した時代もあったが、現在では歯内療法学における根管治療により歯の保存技術が確立し、歯の延命治療が可能になった。根管治療の起源は、木製の築造体を挿入したことから始まり、1970年代には、根管治療後に歯冠継続歯、または支台築造後に歯冠修復をする無髄歯の再利用がセオリーとなった[1]。

支台築造が常識となった1990年ごろからは、新たな問題として「歯根破折」が多く報告されるようになってきた（図2）[2,3]。歯内療法により保存したはずの歯が、歯根破折により再度抜歯の憂き目に遭うという弊害に悩まされることとなった。破折を防ぐためにさまざまな研究がなされ、そのころに支台築造の術式がほぼ確立された（図3）[4〜6]。

支台築造材料の変化

支台築造材料には、金属、レジン材料、セメント材料、セラミック材料があり（表1、図4〜6）、時代によってさまざまな製品が開発、利用されてきた[7]。支台築造は、その目的からポストとコアに分類されている（図7）。本来、ポスト材料とコア材料は分けて考慮すべきであるが、混同されて考えられていることも多い。

その後の多くの研究で、支台築造体の形態だけが破折の原因ではなく[5]、残存歯質や材料、接着、咬合など多数の要因があること[6,8]、弾性係数が歯質に近いものが、歯根破折を生じにくいことなどがわかってきた[9]。

歯の保存の観点からさまざまな材料が使用されてきたが、時代の変遷とともにレジン材料へとシフトした。しかし、当初の粗悪なレジン築造の接着トラブルによる脱離、二次カリエスや弱すぎる物性問題が臨床医を悩ませることとなり、レジン築造によいイメージをもつことができなかった。金属歯冠修復の発展に伴い、金属製鋳造コア（メタルコア）が見直され、再度支台築造の主流になった。しかし、歯質より強靱な築造材料では、歯根や歯肉に変色がみられる場合があり（図8）、またフェルール効果[3,10]や分割コア[11]などの工夫をもってしても歯根破折の問題に光明がさすことはなかった（図9）。

メタルコア装着歯の歯根破折が日常化して問題視されるなか、1990年代になるとカーボンファイバーをはじめとしたファイバーポストが開発され、歯根破折防止の救世主として注目されること

```
20世紀初頭          20世紀後半              21世紀
───────────────────────────────────────────────▶

抜歯          歯内療法の確立          ファイバーポストレジンコア直接法
              メタルコア              （2001、国内薬事承認・販売開始 2003）
              レジンコア              ファイバーポストレジンコア保険収載
              カーボンエポキシコア    （2016）
              （1990）
              石英ファイバー
              （1999）
```

図❶　支台築造の歴史。歯内療法の発展とともに、支台築造の歴史が始まった。術式や材料などが変化するなか、日々進化が止まらない分野である

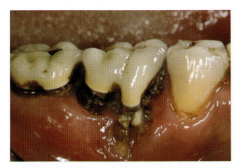

図❷　歯根破折。支台築造の最大の問題が歯根破折である。垂直方向の破折は抜歯になる

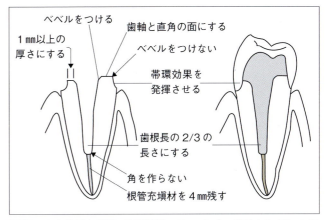

図❸　支台築造に際しての原則。ファイバーポストレジンコアであっても基本原則は変わらない

表❶　支台築造の種類

成形材料	合着用セメント、アマルガム、コンポジットレジン
成形材料と既製ポスト	成形材料および既製ポスト（ステンレス鋼、金合金、チタン合金、ファイバー材、セラミックス）
鋳造体	歯科用金属全般

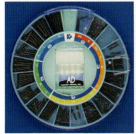 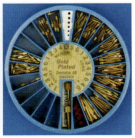 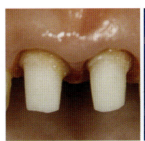 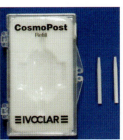

図❹　金属既製ポスト。金属製の既製ポストには、接着のため表面処理されたものと機械的維持としてスクリュータイプの製品がある

図❺　前歯部オールセラミックポストコア。ジルコニア製の既製ポストである Cosumo Post（Ivoclar Vivadent）とプレスセラミック製のコアを使用。築造およびクラウンも含めてオールセラミックスを実現した。高すぎる弾性係数やポストの脱落などもあり、国内では承認されなかった

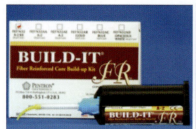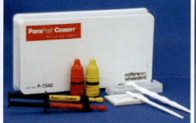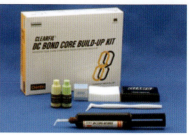

図❻　支台築造用レジン。コア材料として最も使用頻度が高いのが、成形材料のコンポジットレジンである。化学重合タイプから、デュアルキュアタイプまで多数の製品が販売されている

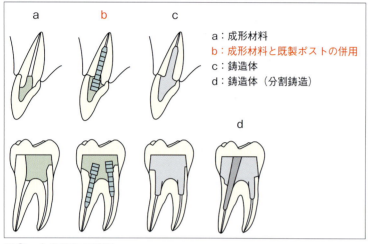

a：成形材料
b：成形材料と既製ポストの併用
c：鋳造体
d：鋳造体（分割鋳造）

図❼　支台築造の種類

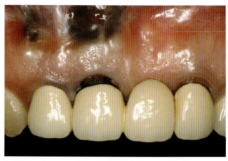

図❽　アマルガムや銀合金による歯根および歯肉の変色。支台築造や根尖切除術などに銀合金を使用することで歯質や歯肉の変色が起こり、審美性の著しい低下を招くことから、審美性の要求される部位への使用は避けるべきであると考える。抜歯した後にも影響が出る

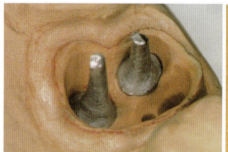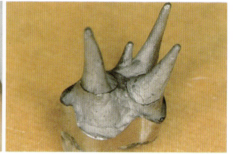

図❾　逆分割コア（真鍋式）。歯根破折を起こさないためにすべての根管にコアを設定する。応力分散と残存歯質の保護を目的とし、必ず接着を併用する（参考文献[11]より引用）

となった[12]。ファイバー材料は、すでにわれわれの日常生活のなかで、破折防止や軽量化などを目的として広く使用されており（**図10**）、歯科においてもすでにさまざまな分野で応用されていた（**図11、表2**）。

2003年に国内で最初に導入されたのは、ペントロン社のファイバーコア（**図12**）であり、歯と近似した弾性係数をもつ審美色の支台材料の登場はセンセーショナルなものであった。この新材料は、瞬く間に臨床応用されることになり、多くのメーカーからファイバーポストが製品化されるようになった（**図13**）[13]。自費治療の導入への足掛かりとして臨床医に重宝され、賛否両論のなか10年以上の臨床応用を経て、2016年に保険収載されるに至った（**図14**）。

当初、ファイバーポストレジンコアは歯根破折を起こさない夢の材料として捉えられていたが、脱離や歯根破折を完全に防ぐことはできず、抜本

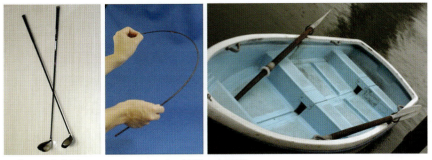

図⓾　日常生活におけるファイバー材料の応用例

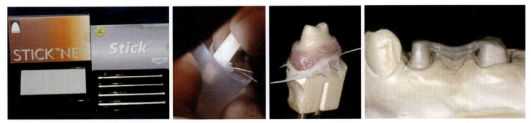

図⓫　多目的に使用できるファイバー材。多目的ファイバー材料（Stick、StickNet：StickTech）には、ネット状とスティック状の2種類のファイバーがあり、ブリッジ、クラウン、コアなど、さまざまな修復物が製作可能

表❷　歯科におけるファイバー材料の応用

義歯の補強材（1960年〜）
歯周の暫間固定（1970年〜）
ブリッジ（1980年〜）

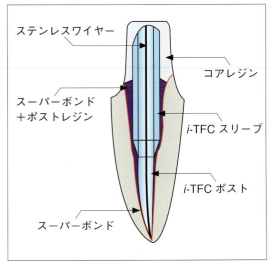

図⓭　築根1回法の構造図（眞坂式）。根管治療から支台築造をファイバーポストレジンコアですべて行うシステム、究極のファイバーポストレジンコアであるといえる（参考文献[13]より引用改変）

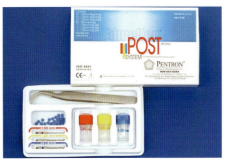

図⓬　国内で最初に承認されたファイバーポスト（FibreKor：PENTRON）。3種類の太さがあり、テーパーはなく、アンダーカット加工が施されている

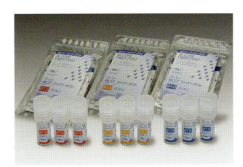

図⓮　ファイバーポストの低価格製品（MIコアファイバーポスト：ジーシー）。60本単位で簡易包装にすることにより低価格化を実現。保険収載によって、低コスト化が始まっている

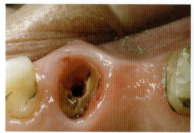
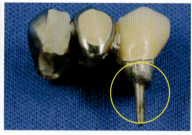

図⓯　メタルコアの歯根破折症例。歯根破折した症例をよく観察すると、接着していない、築造窩洞形成の不備、ブリッジの支台などによる負担過重、不適合な築造や修復物が装着されていることが多い。もっと基本的なところでの見直しが必要である

表❸　メタルコアの歯根破折の原因
適合不良
築造窩洞形成や設定に無理がある
接着していない
金属が歯質よりも硬い（高弾性係数）
咬合力などの負担過重（ブリッジ支台、鉤歯、最後臼歯）

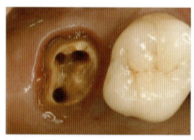
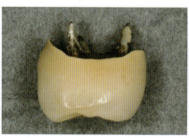
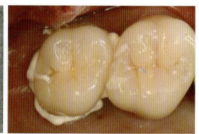

図⓰　脱離したメタルコア。歯冠継続歯ではないが、ポストの維持および接着が不十分な場合は、クラウンとコア部ではなく、根管とポスト部の脱離が生じることが多い。幸い垂直破折はなかったため、患者の希望により表面処理を適切に行い再装着した（スーパーボンド：サンメディカル）。術後8年、脱落などの問題は生じていない

的な基本術式を見直す必要が出てきた[9,14]。また、ファイバーポストレジンコアにおいて、直接法・間接法のどちらが適切かの議論も結論は出ておらず、接着システムの改良はつねに望まれる状態にある[15]。これから保険診療の制限のなかで使用されることによって、これまでとは違った問題が新たに生じてくる可能性がある。自費診療と保険診療の狭間で、それぞれにエビデンスをもたせるためにも、改良の方向性を新たに見出さなければならない時期にきたのではないだろうか。

ファイバーポストレジンコアでどこまで歯が保存できるのか？

1. 歯根破折の原因

歯根破折は材料の選択によって免れることができるのだろうか？　筆者は、歯根破折したケースでは、破折の原因は材料選択のみに問題があるのではなく、基本的な設計や術式に則らなかった場合が多いと考えている（図15、表3）。

支台築造の適合不良や負担過重、正しい接着がなされていないことや咬合不良を改善せずに修復を行えば、どんなに弾性係数が歯質と近い材料であっても破折や脱離を免れることは難しい（図16）。ファイバーポストは、現在臨床応用されている支台材料のなかで、築造素材として最適な材料であることは間違いない。しかし、ファイバーだから歯根が破折しないのではなく、歯根に応力が集中しにくいだけであって、さまざまな破折要因があれば歯根は破折してしまうことを忘れてはならない[14]。ファイバーポストを使用するにあたっては、歯質削除を最小限にとどめ[16]、支台築造の原則に則り、形成・構造体の設計を行うことが重要であると考えられる（図17〜20）。

2. ファイバーポストの可能性

金属素材であるメタルコアやメタルポストは強度が高く、適切な形態を付与していればそれ自体が壊れることは少ない。むしろ周囲組織への影響が大きく、歯槽骨を破折させた症例もあった（図21）。忘れてはならないのが、ポスト自体は歯の破折防止に寄与するのではなく、補綴物や築造の

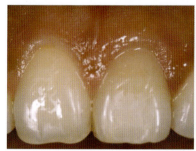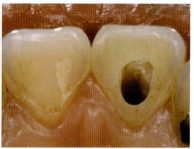

図⓱　歯冠修復を最小限にした症例。|1 の歯質の変色と自発痛を訴えたことから、原因は不明だがまったく歯冠修復されていない状態から根管治療を行った。最低限のアクセスホールのみ形成

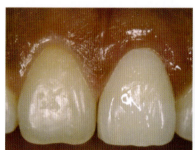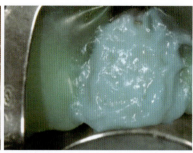

図⓲　ホワイトニング。変色に対するオフィスホワイトニングを行った（松風ハイライト：松風）。後戻りを考慮して白めに仕上げている

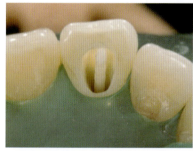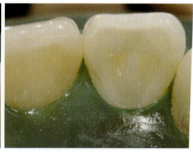

図⓳　直接法ファイバーポストレジンコア。歯冠部歯質がほぼ無傷のために、ポスト形成は行わず根管治療後の根管に収まる範囲でファイバーポスト（FibreKor：PENTRON）を加工。舌側のアクセスホールのみ修復

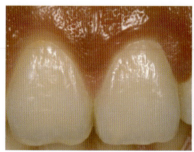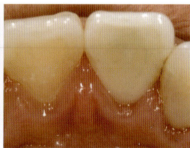

図⓴　術後経過。14年良好に経過。歯根破折などの問題は生じていない。歯の保存を優先し、歯質削除を最小限にすることで長期的によい結果となる

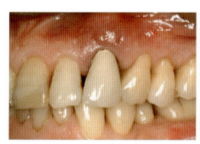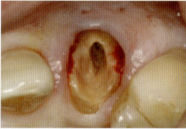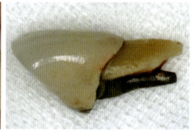

図㉑　支台築造の条件がよい歯の歯根破折。|3 の歯根破折。ブラキシズムによる歯根破折と思われる。頬側歯質と一緒に歯槽骨も骨折していた。ポストが短いものの比較的条件がよい場合でも、強すぎる金属ポストは過剰な応力が加わったとき、最も弱い歯質部で歯根破折を生じる

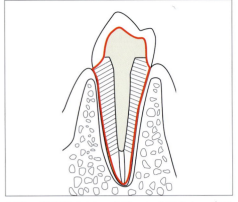

図㉒ 理想的なファイバーレイアウト。歯の中央部に位置するのではなく、外周全体に一層で配置するのが理想的と考える。臨床現場においては実現不可能である

表❹ ファイバーポストコアの症例別ポイント

難度	ポスト	接着	注意点
軽度（図7a）	△	○	ポストは使用しない。または根管治療の形成を再利用し、ポストホールを形成しない
中等度（図7b）	○	○	ポストの併用。ホールの形成は最小限にとどめ、適合のよいポストを選択する
高難度（図7c、d）	◎	◎	複数ポストの併用およびアクセサリーファイバーやスリーブを併用。補強しすぎず、脱離や水平方向の破折は許容する。接着には最大限の注意をはらう

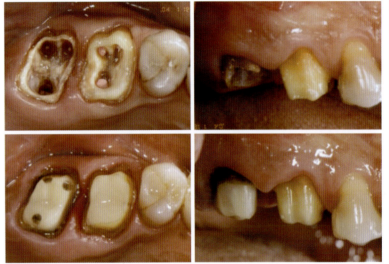

図㉓ 支台歯条件による築造の使い分け。第1大臼歯は軽度：歯質の残存が多いためポストを使用せずコアのみで築造。第2大臼歯は中等度：ファイバーポストを各根管に配置

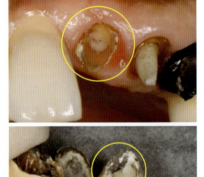

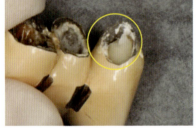

図㉔ ファイバーポストレジンコアの水平破折におけるメタルセラミッククラウン装着症例。支台歯としては条件が悪い高難度症例である。破折は生じたものの歯根自体は保存できている。水平方向に破折することは、修復物の再製ですむと考えるならばメリットと考える

維持にとって有効であるということである[17]。だからこそ、築造体に必要なのは圧倒的な強度より、外傷などの不慮の事故の際、いざとなれば歯根ではなく、築造体が破壊もしくは脱離するようなある程度の脆弱性を併せもったほうが歯質保存に繋がると思われる。ファイバーポストはそれを可能にする性質があり、ポスト材料としての資質を十分有している[13]。

高速道路やビルの耐震補強では、既存の建造物に対して外周の引張り強さを向上させることで破壊強度を大きく向上させている。同様に歯を守る観点からであれば、理想的なファイバーレイアウトは歯の中心部に設置するのではなく、支台歯外周全体に配置するのが理想的である（図22）。しかしながら、実際は歯根膜などの存在により、理想形態の追求は難しい。

支台築造によって、歯の破折を防止することが難しいのであれば、絶対に破折・脱離しないこと

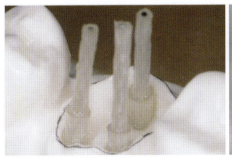
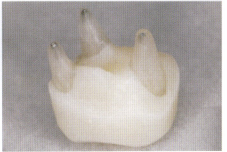

図㉕ 分割ファイバーポストレジンコア（真鍋式）。メタルコア同様、ファイバーアレンジメントを考慮しながら間接法で製作する（参考文献[13]より引用）

を求めるのではなく、いざというときには築造体自体が破折なり脱離することで歯質の犠牲になることが望ましい。破折を完全に回避するのではなく、発想を逆転して水平破折を許容するも垂直破折は完全に回避することを目指せば、再治療できる可能性が広がり歯根破折に対する新しい光明が見出せるのではないかと考えている。

以上からファイバーポストレジンコアを応用するにあたっては、残存歯の状態によってファイバーポストに何を求めるかを術者が理解したうえで臨床応用していく必要がある[4, 13, 14, 18]。症例難度別のファイバーポストレジンコアの使い分けと注意点をまとめる（表4、図23、24）。

現在、ファイバーポストは既製品しか販売されていない。そのため、臨床家がさまざまな工夫で対応しているが（図25）、ファイバーポスト自体を患者ごとにカスタムメイドできるようなファイバーポストレジンコアシステムが望まれる。

ファイバーポストレジンコアは、国内で10年以上の臨床成績があるが、まだ十分な経過が観察できているとは言い難い。今後の臨床成績に期待したいとともに、さらに改良された製品が開発されることが望まれる。

【参考文献】

1) 福島俊士，坪田有史：支台築造の予後成績．補綴誌，45：660-668，2001．
2) Sorensen JA, Martinoff JT : Clinically significant factors in dowel design. J Prosthet Dent, 52（1）：28-35, 1984.
3) McLean A : Predictably restoring endodontically treated teeth. J Can Dent Assoc, 64（11）：782-787, 1998.
4) 福島俊士，坪田有史，他：支台築造の位置づけ．接着歯学，17（2）：111-118, 1999．
5) 高橋英和：支台築造歯の歯根破折のメカニズム．補綴誌，45：669-678, 2001．
6) 小林賢一，竹内周平，井口寛弘：歯根破折の原因と予防—補綴の立場から．歯界展望，124（2）：217-237, 2014．
7) 小田 豊：材料から見た支台築造．接着歯学，17（2）：125-133, 1999．
8) 坪田有史：接着と合着を再考する—支台築造を中心に—．日補綴会誌，4：364-371, 2012．
9) Mangold JT, Kern M : Influence of glass-fiber posts on the fracture pattern of endodontically treated premolars with varying substance loss: an in vitro study. J Prosthet Dent, 105（6）：387-393, 2011.
10) Juloski J, Radovic I, et al.: Ferrule effect:a literature review. J Endod, 38（1）：11-19, 2012.
11) 真鍋 顕：歯内療法後のポストコアはどうあるべきか．歯界展望別冊 New エンドドンティックス，183-192, 1999．
12) Fredriksson M, Astback J, Pa,enius M, et al.: A retrospective study of 236 patients with teeth restored by carbon fiber-reinforced epoxy resin posts. J Prosthet Dent, 80（2）：151-157, 1998.
13) 眞坂信夫，諸星裕夫：i-TFCシステムの臨床．ヒョーロン，東京，2009．
14) 峯 篤史："2013年における"歯根破折防止策の文献的考察．日補綴会誌，6，26-35, 2014．
15) Aoki K, Kitasako Y, et al.: Ten-year observation of dentin bonding durabirity of 4META/MMA-TBB resin cement- a SEM and TEM study. Dent Mater J, 30（4）：438-447, 2011.
16) Creugers NH, Mentink AG, et al : 5-year follow-up of a prospective clinical study on various types of core restorations. Int J Prosthodont, 18（1）：34-39, 2005.
17) 牛窪敏博：再根管治療を極める—根管治療の精度を向上させる専門医からのアドバイス—，104-111, クインテッセンス出版，東京，2011．
18) Yoshii S, Shimizu H, et al.: The bending strength and durability of fiber post and core systems using a sleeve. Jpn J Conserv Dent, 59（5）：418-424, 2016.

ファイバーポストとレジンの接着

星 憲幸　木本克彦
Noriyuki HOSHI　Katsuhiko KIMOTO
神奈川歯科大学大学院歯学研究科　口腔統合医療学講座（補綴・インプラント学）

支台築造の歴史

　支台築造の材料は、以前は加工性、高い剛性と費用などの面から各種金属が数多く用いられてきたが、歯質との弾性係数の違いのため、築造体自体は長期に使用できても、支台歯が悲鳴を上げることがあった。また、その金属色によりジャケットクラウンなどには不向きであり、他にも金属アレルギーがある場合への対応性など、問題が数多くあった。

　そこで、ファイバーポストがその物性と色調の面から、自費の歯冠補綴装置の築造材料として用いられることが多くなってきた。現在では、算定するにあたっていくつかの制限（1根管あたり1本まで、また、大臼歯や小臼歯での使用は1歯あたり2本を限度とする。使用するファイバーポストの太さやメーカーの制限など）があるとはいえ、2016年より保険適用され、その恩恵を広く受けられるようになってきている。しかし、その使用にはいくつかの注意点があり、これを守らなければ、せっかくファイバーポストを用いた意味がなくなってしまう。

　本項では、ファイバーポストを用いた臨床の解説に入る前に、現時点で手に入るファイバーポストと、レジンコア材との接着の際に使用する材料を中心に、各製品の紹介とその特徴について、知識を整理したい。

ファイバーポスト

1. 保険適用の可否

　2016年よりジーシー製のファイバーポストを先駆けとして、ファイバーポスト併用レジン支台築造が保険適用されてから、現在ではいくつもの製品が保険適用され、術者の好みで使用することが可能となっている。

　しかし一方で、自費専用となっている製品もある。こちらは形（特定保険医療材料は、現時点ではほとんどがテーパータイプである）や太さ、使用本数といったことなど、さまざまな制約がなく、よりファイバーポストの恩恵を受けることが可能となっている。

2. 太さ（直径）

　ほとんどの製品の太さが、直径1.0〜1.6mm程度である。これは、ピーソーリーマーで根管内の根充材除去を行った際に得られる一般的な太さから、最適な太さを揃えているためである。

　したがって一般的には、形成後の窩洞に合う適切な太さのファイバーポストを選択することで築造体を作ることとなる。しかし、再治療や根管自体が太い場合、適正な太さがない場合がある。こ

うした場合は、1.0mmより細いファイバーポストを併用したり、専用のスリーブを用いるシステムなどで対応する。

3. 長さ

ほとんどの製品が、15〜20mmで用意されている。日本人の歯牙長の平均がおおよそ20mmであり、歯冠長で10mm弱であることから[1]、十分な長さを確保しつつ、無駄を抑えた長さとなっていると思われる。

また、使用する際に必要な長さに切断するように長く作られている製品もある［切断には一般的にダイヤモンドディスクを用いるが、専用のファイバーカッター（YDM）を用いると、きれいな断面で切断できる。切断したファイバーポストも飛散しない］。

4. 形状

形状は、先細り型（テーパータイプ）と円柱型の2種類が主流である。

先細り型は、歯根の形態（根尖に向けて細くなる）と相似形で形成することで、過剰な健全歯質の切削を防ぐことが可能となり、これに適して使用できるため、多くのメーカーが取り入れている形状である。

一方、円柱型は、どの部分であっても中にあるファイバーが断裂されておらず、その形状と相まって強度や弾性など物性の均一化に有利である。しかし、根尖方向部ではその太さから過剰な切削を余儀なくされることがあり、形状選択には注意が必要である。

5. 強度

今回得られたデータは、おもに曲げ強さである。曲げ強さは、実際の使用によるファイバーポスト自体の劣化にかかわってくる。数値的には各製品により多少ばらつきはあるが、600〜1,200MPaとなっている。これは、既製のメタルポストとあまり変わらない強度（既製の金属ポストは600〜

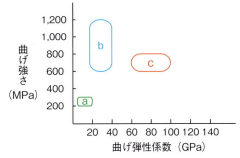

図❶　象牙質（a）、ファイバーポスト（b）、金属ポスト（c）の曲げ強さと曲げ弾性係数の比較

800MPa程度）であり、築造体に使用するには十分な強度をもっていると考えられる。

6. 曲げ弾性係数

曲げ弾性率は、ファイバーポストのしなやかさを示す。これがあまりに高いと金属コアと同じく、歯への負担が大きくなる（金属ポストは材質により異なるが、60〜100GPa程度とかなり硬いことがわかる）。一般に、象牙質の弾性係数は12〜19GPaといわれており、この数値に近いほうがよい。現在のおもな製品では20〜40GPa程度であり、象牙質に近似した数値であった。さらに、ファイバーポストと併用する築造用レジンは、20GPa以下のものが多く、併用することでさらに象牙質に近似した曲げ弾性係数となり、応力集中が抑制された歯に優しい治療法となる（図1）。

7. 色調

色調は、各製品ともにクリアまたは白である。これは、光照射による光の透過性向上と審美面のために有利に働くためである。また、除去の際にも周囲の築造用レジンとの色調の差からわかりやすいという利点もある。

8. その他

上述した製品の他に特徴的なものとして、自費用となるがi-TFCファイバーポスト（サンメディカル）がある。

i-TFCファイバーポストには、光透過性に優れる光ファイバーとワイヤー入りの2種類が用意されている。その他にも、ポスト補助効果に優れるスリーブ（筒状の補強鞘）や直径0.5mmの極細グ

ラスファイバーを併用して、ポストの補強を可能とするアクセサリーファイバーが用意されている。これらは専用の築造用レジンで築造体を作り上げるキットとなっており便利である。

他にもファイバーコアポスト（ペントロンジャパン）は、あらかじめレジンコーティング処理接着に有利な表面を付与していたり、グラシックスプラス（スマートプラクティスジャパン）やリライエックスファイバーポスト（スリーエム）のように、表面構造をより接着に有利にした製品などがある。

また、0.8mm、1.0mmの細い直径で細い根管や補助的に使用するためのファイバーポストN（ジーシー）などがある（**表1**）。

接着材

1. 用途（塗布対象）

ここで取り上げる材料は、おもに歯とファイバーポストとの強固な接着に使用する処理剤となる。したがって、対象は象牙質とファイバーポストとなる。その他に、重合を促す材料や象牙質のコンディショニングを目的とするものなどがある。

2. 重合様式と混和の有無

とくに象牙質へのボンディング処理には化学重合、光重合とデュアルキュアのものがある。これは、光照射との兼ね合いで3種類用意されている。すなわち、根管内への光照射の効果が少ないところに、いかに有効な処理剤を選択するかにかかっている。しかし、いずれの製品も、光照射が十分に行えない環境における、築造レジンとの接着作用と硬化作用をもたせている。

また混和の有無としては、使用する際に2液を混和して使用するものと、1液をそのまま塗布するものとがある。2液のものは長期に処理剤の安定が得やすい一方で、1液のものは混和が不要で簡便であるが、期間が短くなる傾向がある。

3. 被膜厚さと強度

被膜厚さはボンディング材では発生するが、セラミックスに使用するプライマーは限りなく0μmに近似し、測定できない状態となるためデータが得られていない。ちなみに、ボンディング材は、5～10μmの厚さのものがほとんどで、薄膜で強固に接着を発揮する。

また、強度であるが、こちらもデータは上述の理由からボンディング材のいくつかのみが公表している。得られたデータからは今回の製品では、20～35MPa程度で、いずれも高い接着力を示している（**表2**）。

まとめ

本来なら、築造用レジンや築造に必要な機器の紹介も必要であろうが、ファイバーポストを用いた築造を成功に導くための材料的なものとして、今回はファイバーポストと接着材を紹介した。使用に際しては、各メーカーの特徴を熟知したうえで、使用しやすい材料を選んでいただければよい。

ただし、各メーカーは最適な条件で築造できるように各製品を用意しているため、ファイバーポストと築造用レジンならびに接着材はメーカーを統一すると簡便でよいと思われる（金銭的な面でも他メーカーを混在させるよりは安価に済む）。

そのうえで、保険と自費、あるいは症例に合わせて、使用する材料を変えていくことで、よりよい治療可能となると思われる。その際に注意していただきたいのは、各製品の添付文書等をよく読み、正しい使用法を守っていただくことが大切である。この点を見落として、うまくいかない症例を数多くみかけるが、一度立ち戻ってみていただきたい。他項の臨床的な面でのアドバイスを参考に、治療成功の一助となることを期待したい。

【参考文献】
1）上条雍彦：日本人永久歯解剖学 第12版.（37）229-230. アナトーム社, 東京, 1962.

表❶-1　各社ファイバーポスト一覧

メーカー	松風	トクヤマデンタル		ペントロンジャパン			
商品名	ビューティコア ファイバーポスト	トクヤマFRポスト	ファイバーコアポスト	ファイバーコアポスト システムキット	ファイバークリア ポスト4X	ファイバークリア ポスト4Xテーパー
製品写真						
保険適用	適用	適用				適用
太さ	1.0、1.2、1.4、1.6mm	1.0、1.2、1.4、1.6mm	ストレート：1.00、1.125、1.25、1.375、1.50mm テーパー：1.25、1.375、1.50mm 先端直径は0.8mm、テーパーは先端より6mmに付与	ストレート （1.00、1.25、1.50mm）	ストレート （1.00、1.25、1.50mm）	テーパー （1.25、1.50mm）
長さ	20mm	1.0mm：15mm、1.2mm：17mm 1.4mm：18mm、1.6mm：19mm	20mm	18mm	18mm	18mm
形状	先細りの円柱状	先細りの円柱状（アンダーカットなどの加工なし）	溝のある（1.00mm以外）円柱と、スムーズな先細りの円柱状	溝のある円柱状（1.00mm以外）	溝のある円柱状	スムーズな先細りの円柱状
強度（MPa）	1.0mm：1,515、1.2mm：1,261 1.4mm：1,034、1.6mm：893	曲げ強さ：1,100〜1,200	1.0mm：1,515、1.2mm：1,261 1.4mm：1,034、1.6mm：893	曲げ強さ：1,084±78 圧縮強さ：536±55	曲げ強さ：1,423±78 圧縮強さ：519±49	曲げ強さ：1,200
曲げ弾性係数（GPa）	1.0mm：38.9、1.2mm：34.1、1.4mm：28.8、1.6mm：22.5	32〜33	27±1	27±1	23±1	—
色調	—	透明（白）	白	白	クリア	クリア
価格・内容	10本入り：9,800円 20本入り：17,800円	10本入り：8,900円 30本入り：24,000円（各太さとも）	10本入り：9,600円 30本入り：24,600円（各太さとも）	39,800円（ストレート各サイズ10本、ポストドリル各サイズ1本、ピンセット1本、シリコーンストップ30個入り）	10本入り：10,000円 30本入り：26,700円	10本入り：10,000円 30本入り：26,700円 40本入り：35,600円
特徴	高い光透過性で根管深部まで到達可能。破折しにくい強度の高い材質で、予後の診察に通したX線造影性を有する。ファイバーポストは1.4mmのX線造影性は、厚さ約3mmのアルミニウム板と同等（象牙質のX線造影性は厚さ1mmのアルミニウム板と同等）	高い光透過性で根管内のレジンにも照射が行き届く。またX線造影性が高いため処置後の視覚的確認が容易		S-グラスファイバー（太さ10μm）をトリックスを含浸・重合させている。強度が高く、弾性係数が象牙質に近似しており、歯で応力分散して歯の負担を軽減する。また、表面はレジンコーティング処理済みで、接着に有利である		通常のファイバータイプのファイバーコアポストに光透過性を向上させたクリアタイプ。X線造影性も向上している。さらに、シランカップリング処理を行っているため、操作の向上が期待できる。容器だけでなく、ポストにもカラーコードを付与している（≒3[mm AL Plate]）

表❶-2　各社ファイバーポスト一覧

メーカー	茂久田商会		ファイバーポストアソートキット	ジージー		クラレノリタケデンタル
商品名	パラポストファイバーホワイト	パラポストファイバーホワイトセット	ファイバーポストアソートキット	ファイバーポストN（ナロー）	MI コアファイバーポスト	クリアファイルADファイバーポスト
製品写真						
保険適用	—	—	適用	適用	適用	適用
太さ	3：0.90mm 4.5：1.14mm 5：1.25mm 5.5：1.40mm 6：1.50mm	4.5：1.14mm 5：1.25mm 5.5：1.40mm 6：1.50mm	1.2、1.4、1.6mm	0.8、1.0mm	1.2、1.4、1.6mm	No.3：1.04mm（先端 0.6mm） No.4：1.24mm（先端 0.6mm） No.5：1.44mm（先端 0.7mm） No.6：1.64mm（先端 0.8mm）
長さ	3：14.2mm、4.5・5：15.0mm、 5.5・6：15.5mm	4.5・5：15.0mm、 5.5・6：15.5mm	22mm	22mm	22mm	18mm
形状	3以外は段差のある円錐形、ヘッド部は球状	段差のある円錐形、ヘッド部は球状	先細りの円柱状	先細りの円柱状	先細りの円柱状	先端付近5〜6mmがテーパー
強度（MPa）	曲げ強さ：990、圧縮強さ：1,200	曲げ強さ：340、引張強さ：1,200	曲げ強さ：700以上	—	曲げ強さ：700以上	1,268
曲げ弾性係数（GPa）	29.2		35	—	12〜19	34
色調	ホワイト		白色透明	白色透明	白色透明	乳白
価格・内容	5本入り：11,000円	34,000円 パラポストファイバーホワイト （4.5、5、5.5、6）各3本、5.5、6mm各2本、パラポストXドリル（4.5、5、5.5、6mm）各1本、ユニバーサルハンドドライバーL-590　1個入り	24,000円 ファイバーポスト（1.2、1.4、1.6mm）各5本、ファイバーポストドリル（1.2、1.4、1.6mm）各1本入り	10本入り：10,000円	各60本入り：48,600円	10本入り：8,900円
特徴	5種類に取り外し可能なカラーリング（3：茶、4.5：赤、5：黄、5.5：紫、6：黒）が付与され、パラポストXドリルと対応している。一方向のファイバー繊維によりX線造影性も良好で、独特なヘッドデザインで応力分散によりローテーション防止に役立つ		白色透明のため光透過性がよく、審美性に有利。ファイバーを高密度に配置し、強度と弾性のバランスが良くなっている。また、X線造影性も良好で、単品では、各10本入り10,000円	とくに直径が細く、通常の大きさでは適応できない細い根管に用いたり、補助的に利用できる	エコパック包装。ジージーファイバーポストとほぼ同等の性能をもつ	透過性を有するため、ポストの植立後もレジンコアが暗くなりづらく、歯質に近似した色調での修復が期待できる。先端部に溝を2つ付与することで、物理的な維持力が増加。象牙質に似した曲げ弾性係数を有し、アルミニウム2mm相当以上のX線造影性も兼ね備えている

026　ファイバーポストとレジンの接着

表❶-3 各社ファイバーポスト一覧

メーカー	白水貿易	サンメディカル				
商品名	インテグラファイバーポスト リフィール	i-TFCルミナスファイバー 光ファイバーポスト	i-TFCファイバー 光ファイバーポスト	i-TFCファイバーポスト（ワイヤー入り）	i-TFCファイバー スリーブ	i-TFCファイバー アクセサリーファイバー
製品写真						
保険適用	適用	適応	—	—	—	—
太さ	＃4：0.96mm ＃4.5：1.08mm ＃5：1.21mm ＃6：1.46mm	1.0、1.2、1.4、1.6mm	0.9、1.1、1.3mm	1.1、1.3mm	2.0mm	0.5mmφ
長さ	19mm （テーパー：＃4・4.5：4mm、＃5・6：19mm）	18mm	90mm	90mm	50mm	90mm
形状	先細りの円柱状	円柱状	円柱状	円柱状	中が空洞の円柱状（チューブ状）	円柱状
強度（MPa）	1,650	750以上	635	635	—	635
曲げ弾性係数（GPa）	52	25以上	34	34	—	—
色調	白色透明	クリア	クリア	クリア	—	クリア
価格・内容 特徴	10本入り：8,800円 20本入り：15,000円 50本入り：34,000円 ジルコニア含有ARグラスファイバーとレジンマトリックスにより、強さと弾性を兼ね備え破折を軽減する。また、白色透明のため審美性にも光透過性による根管内の光重合を促進し、X線造影性にも優れる。表面はランダムカップリング処理済みで、簡便に安定した接着を得ることが可能。大きさと形に合わせて専用ドリルが用意され、システム化されている	10本入り：7,900円 光透過性の高い光ファイバーがポスト中心に入っており、根管の奥まで光を通すことができる。ポスト表面のグラスファイバーは編み込み構造になっているため、その回転によりレジンが入り込み凹凸部にレジンが入り込み機械的嵌合力を発揮する	3本入り：9,000円 光ファイバーポストは、ポスト中央に光ファイバーが入っているため、根管の先のほうまで光を通し、確実な重合硬化が期待できる。グラスファイバーを三次元的に編み込んでいるため、歯牙破折を防止できる。また、レジンとの馴染みも良好である。再根管治にも有利で、ファイバーが軟らかいため、形成ガイドにも利用できる	3本入り：9,000円 中央の光ファイバーをワイヤーに変えてあるポスト（ワイヤー入り）も用意されている。再根管治の際で、中央のワイヤーをどこかで引き抜くことができ、そのスペースをガイド孔とすることが可能	3本入り：9,000円 ポストの補強用のグラスファイバーで、ポストと併用することで耐久性を向上させ、根管壁が薄いときや、フェルールが不足気味の際の補強効果が飛躍的に向上する	3本入り：4,500円 ポストの補強用の極細グラスファイバーで、ポストと併用することで曲げ強さを向上させ、築造体の補強効果が期待できる。スリーブの適用が難しい扁平根管などにも補強が可能

表1-4 各社ファイバーポスト一覧

メーカー	東京歯科産業		デントレード	スマートプラクティスジャパン		スリーエム
商品名	ツインルーセントアンカー スタンダードタイプ	ツインルーセントアンカー ツインタイプ	ホワイトポスト	グラシックスプラス	Glassix ファイバーポスト リフィルパック	リライエックスファイバーポスト
製品写真						
保険適用			適用	適用	適用	適用
太さ	1.1、1.15、1.3、1.45、1.6、1.75mm	1.26、1.4、1.54、1.68mm	ピン：1.3〜0.5mm Φ1.1：1.1〜0.7mm Φ1.3：1.3〜0.9mm Φ1.5：1.5〜1.1mm	歯冠側： 1.20、1.50、1.80、2.00mm 根管側： 0.6、0.8、0.9、1.0mm	1.00、1.20、1.35、1.50mm	サイズ0：根元 1.1mm、先端 0.6mm サイズ1：根元 1.3mm、先端 0.7mm サイズ2：根元 1.6mm、先端 0.8mm サイズ3：根元 1.9mm、先端 0.9mm
長さ	1.0mm：15mm、1.2mm：17mm 1.4mm：18mm、1.6mm：19mm	18mm	ピン：15mm Φ1.1、1.3、1.5：20mm	Φ1.2：15mm Φ1.5：16mm Φ1.8：18mm Φ2.0m：19mm	20mm	20mm
形状	先細りの円柱形	中央部に窪みあり、縦に伸びたペントグループ円錐形体の末端、円柱形体の末端	ポスト：段差が付いたテーパー ピン：テーパー	先細りの円柱状	先細りの円柱状	先細りの円柱形
強度（MPa）			850以上	曲げ強さ：1,500	曲げ強さ：1,000	—
曲げ弾性係数（GPa）	20.41	20.41	35以上	20	38	—
色調	クリア		白色	白	白	白
価格・内容	アソート：12,000円 5本入り：4,850円 15本入り：13,700円	アソート：13,800円 5本入り：4,800円 15本入り：14,200円	ピン：20本入り ポスト：10本入り 各6,000円	10本入り：9,000円	6本入り：4,200円	5本入り：5,000円 20本入り：18,000円
特徴	優れた光透過性により、金属製ポストにみられる金属色の透過もなく、天然歯に近い自然な色調の審美的補綴が可能。金属製ポストに比べて弾性係数が象牙質と類似している。歯のためみに応じて屈曲しながら応力を分散するため、歯質への負担を軽減し、突然の大きなストレスにも歯間が損傷を受ける前に破折する		グラスファイバー80%以上のため、高い光透過性があり、前歯部の審美性が得られる。象牙質に近い弾性を合わせた4種のアナトミカルフォーム（解剖学的形態）メカニカルリテンション（螺旋状の溝）の付与によりる機械的・化学的な結合力を向上。アルミと同等のX線不透過性。X線造影性アルミニウム2mm相当以上	高い曲げ強さ（1,500MPa）と象牙質と同等の弾性係数（20GPa）を併せもつ。象牙質への衝撃やストレスを吸収する。根管形状に合わせた4種のアナトミカルフォーム（解剖学的形態）メカニカルリテンション（螺旋状の溝）の付与により機械的・化学的な結合力を向上する。アルミと同等のX線不透過性（350% AL）	グラスファイバーを3つ編み込むことで、束ねたものより強さが向上。弾性係数も象牙質に近似し、衝撃を歯に伝達しにくくなっている	表面に微細孔を有しているため、リライエックスユニセムや2オートミックス歯科接着用レジンセメントとの組み合わせにより、前処理なして植立可能。また、ジルコニアフィラーを含有するため、X線造影性が高まり、予後の確認が容易に行える。本体のカラーコードで、各サイズの識別、根管内の深さから支台歯までの測定が可能

表❶-5 各社ファイバーポスト一覧

メーカー	サンメディカル	
商品名	i-TFCルミナス ファイバー・コア&ボンドセット	i-TFCシステムセット
製品写真		
価格・内容 特徴	19,000円 i-TFCルミナスファイバー 光ファイバーポスト各サイズ5本 i-TFCルミナスコアLCフロー 1本 19Gニードルロング 5本 i-TFCルミナスボンド 1本（1mL） i-TFCルミナスボンドキャタブラシ 1ケース（30本入り） プラスチックダッペン 5枚 収納ケース 1ケース i-TFCルミナスシリーズは、光透過性の高いi-TFCルミナスファイバー、操作性の良いi-TFCルミナスコア、根管象牙質への接着が良好なi-TFCルミナスボンドがラインナップされた光重合型ファイバーポストコアシステム。保険適用で審美性に優れた国内生産のシステムである	16,800円 光ファイバーポスト各サイズ1本 アクセサリーファイバー 1本 スリーブ 1本 コアレジンフロー（A2） 1本 19Gニードル 5本 ニードルキャップグレー 1個 ポストレジン 1本 20Gニードルスーパーロング 5本 ニードルキャップ〈グレー〉 1個 収納ケース

表❷-1 レジンコア材の接着に使用する接着材一覧

メーカー	クラレノリタケデンタル			ジーシー		
商品名	クリアフィル セラミック プライマー プラス	クリアフィル ユニバーサル ボンド Quick	クリアフィル DC アクティベーター	ユニフィル コア セルフエッチングボンド	ユニフィルコア EM セルフエッチングボンド	セラミックプライマーⅡ
製品写真						
重合方式 使用方式	塗布乾燥	光重合	混和	デュアルキュア、タッチキュア	デュアルキュア、タッチキュア	シランカップリング処理
被膜厚さ	—	5～10μm	—	—	—	—
強度	—	—	—	—	—	セラミックス：50MPa 以上 ハイブリッドレジン：35MPa 以上
価格・内容	7,000 円	単品：13,400 円 セット：15,000 円 Wパック：24,120 円	単品：5,300 円	A液 4,940 円 B液 2,470 円	A液 4,940 円 B液 2,470 円	3mL：4,750 円
特徴	ファイバーポストにリン酸エッチング後、塗布乾燥	塗布後の待ち時間なしで高い接着。1本で多用途に使える。DC コア オートミックス ONE との接触により硬化を促進。他のレジンコア材へは DC アクティベーターの混和により使用可能	ユニバーサルボンド Quick またはメガボンド 2（ボンド）と混和することにより、デュアルキュア・セルフキュア型レジンコア材料と、より簡便に使用可能	ユニフィルコア用で、接触硬化を可能にする重合促進材配合	ユニフィルコア EM 用で、接触硬化を可能にする重合促進材配合	セラミックスやハイブリッドレジンへの前処理（シラン処理）材で、MDP を含有する

表❷-2 レジンコア材の接着に使用する接着材一覧

メーカー	ペントロンジャパン				デントレード	松風
商品名	イーライズ デンティンボンド	セラミックボンドⅠK	イーライズ コンディショナー	イーライズ プライマー	デントレード シラン	ビューティ デュアルボンドEX
製品写真						
重合方式 使用方式	等量混和デュアルキュア	塗布	塗布後、60秒水洗乾燥	塗布後、ただちに乾燥	シラン カップリング処理	デュアルキュア
被膜厚さ	8μm	—	—	—	—	—
強度	—	—	—	—	20MPa以上	—
価格・特徴	キャタリスト、ユニバーサル：5,300円 セット：15,000円 混和後2分まで使用可能で流動性が高いため複数歯の作業も余裕	5mL：6,900円 (ディスポ混和皿5枚入り) セラミックス・ハイブリッドの前処理、ファイバーコアの前処理	30mL：4,200円 EDTA0.5mol/Lのマイルドコンディショニング。無機質(カルシウム)の減少を抑え、スミヤー層を効果的に除去	4mL：3,200円 デンティンボンドとともに使うことで、コントラクションギャップを阻止	4,000円 デントレードホワイトポストには、本製品1本でシラン処理できるほか、セラミックスやハイブリッドレジンへの前処理にも有効	ボンドA 3.0mL、ボンドB 2.5mL：ともに4,000円 S-PRGフィラー含有でビューティコアシステムのペーストはもちろん、充填用コンポジットレジンにも確実に接着可能。HEMAフリー

表2-3 レジンコア材の接着に使用する接着材一覧

メーカー	トクヤマデンタル	トクヤマデンタル	サンメディカル	サンメディカル	サンメディカル	サンメディカル
商品名	ユニバーサルプライマー	ボンドマーライトレス	i-TEC ルミナスボンド ルミナスボンドセット	i-TEC ルミナスコア LC フロー	i-TFC ボンド	i-TEC ファイバーポストプライマー
重合方式 / 使用方式	混和	化学重合	光重合	光重合	デュアルキュア	塗布
被膜厚さ	—	5〜10μm（エアー乾燥：弱圧 → 中〜強圧乾燥時）	約3μm	—	5〜10μm	20μm
強度	—	引張接着強さ 象牙質（牛歯）：22.7MPa エナメル質（牛歯）：3.8MPa	約29MPa（対象牙質）	曲げ強さ：135MPa	約33MPa（対象牙質）	—
価格・内容	プライマーA, B 各2mL：4,100円 セット：8,000円	A, B液 各3mL：4,000円 セット：9,000円	9,700円 ボンド1本（3mL） キャタブラシケース（100本） プラスチックダッペン5枚	2.5mL：4,300円	ボンド3mL：6,800円 ブラシ60本：2,100円 セット：8,600円	10mL：3,800円
特徴	レジンとポスト（ファイバーポスト・金属ポスト）が強固に接着	歯質または金属、セラミックス製もしくはコンポジットレジン製の歯冠修復物・補綴装置などとコンポジットレジンやレジンセメントなどの重合性レジン材料を接着させることができる（マルチユース）。塗布後の待ち時間がゼロで、光照射も不要。化学重合型でありながら1液光重合型ボンディング材に匹敵する接着性を有する。また、組み合わせて使用する材料の重合形式を問わない（光重合、化学重合、デュアルキュアで使用可能）	専用のキャタブラシに含まれる親水性重合開始剤の効果により、完全乾燥が難しい根管象牙質において高い重合性能を発揮する	操作性のよい光重合型フロアブルレジンを採用。光照射するまでレジンが固まることがないため、余裕をもってファイバーの位置決めができ、コア部の築盛まで充分な操作時間を確保できる。さらに、オートミックスタイプのシリンジに比べて押し出し感が軽く、ストレスなく操作できる。また、ニードルチップ内のレジン残量が少ないため、無駄がほとんどない	粘度が高く、根管への塗布性が良好なセルフエッチングタイプのボンディング材。専用のボンドブラシには親水性の重合開始剤が多く含まれており、デュアルキュア性能を発揮する	塗布のみの簡単操作で濡れ性が向上し、レジンとファイバーポストの馴染みを向上させる

※表1、2の価格は2018年5月現在

謝辞 今回、ご紹介した材料の収集にご協力いただいた、(株)田中歯科器材店に厚く御礼申し上げます。

2018年における支台築造法のエビデンス

峯 篤史　矢谷博文
Atsushi MINE　Hirofumi YATANI
大阪大学大学院歯学研究科　クラウンブリッジ補綴学分野

　1970年代に確立された鋳造技術を活用した支台築造法は、それまで抜歯適応となっていた歯冠崩壊歯の延命を可能にした。その後、コンポジットレジンや接着性レジンセメントの開発および性能向上により、成形材料を用いた支台築造法が可能となった。この支台築造法における大きなパラダイムシフトは、口腔内で直接支台築造する方法を可能とし、術式における大きな変化をもたらした。

　本項では、メタルコアや既製金属ポストとの比較を含めたファイバーポストレジンコアのエビデンスを抽出した。まず、支台築造法の種類と実施状況を確認したい。

支台築造法の種類

　支台築造法は、「鋳造金属による支台築造」と「成形材料による支台築造」に分けることができる（図1）。「鋳造金属による支台築造」とはいわゆるメタルコアであり、保険診療においては銀合金が多用されている。「成形材料による支台築造」とはレジンコアと呼ばれるものであり、コンポジットレジンやレジンセメントが用いられる。

　メタルコアは単一の材料、つまり金属で作製される。一方レジンコアは、内部に既製金属ポストかファイバーポストを設置することが基本ではあるが、残存歯質が多い場合は無理にポストを付与せず、歯質欠損部にレジンを充填するのみとすることを考慮に入れる。

　また、メタルコアは印象採得を行う「間接法」で作製するが、レジンコアは「間接法」のみならず、口腔内で築造する「直接法」で作製することができる。

支台築造法の実施状況

　厚生労働省は、「健康保険の診療行為別統計調査」を毎年行っており、6月に前年度の調査結果が発表される。厚生労働省がHP上で公表している最新の情報（2017年7月25日公開）を紐解くと、2016年6月の「支台築造　メタルコア（大臼歯・小臼歯・前歯合計）」は573,895件（50.3％）、「支台築造　その他」は442,765件（38.8％）、「ファイバーポスト」は123,759件（10.9％）算定されて

間接法	直接法
鋳造金属による支台築造：メタルコア ・貴金属 ・非貴金属	
成形材料による支台築造：レジンコア ・既製金属ポスト＋コンポジットレジン ・ファイバーポスト＋コンポジットレジン ・コンポジットレジン単体（ポストなし）	

図❶　支台築造法の種類と作製法（間接法・直接法）

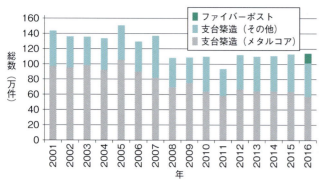

図❷ 社会医療診療行為別統計調査（6月に計測した1ヵ月分のデータ）

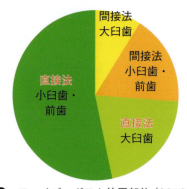

図❸ ファイバーポスト使用部位（2016年、社会医療診療行為別統計調査）

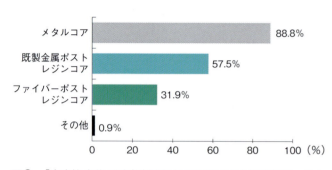

図❹ 「歯内治療後の重度歯冠部欠損症例で支台築造に用いるもの」の問いに対する結果（複数回答可）

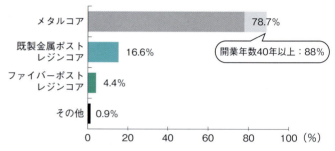

図❺ 支台築造に「最も用いるもの」の問いに対する結果

いる（図2）。また、ファイバーポストに関しては、部位（大臼歯／前・小臼歯）と作製方法（直接法／間接法）についても個別に算定数が確認できる（図3）。その結果、間接法の採用率は3割弱であり、ファイバーポストレジンコアの多くが直接法で行われていることがあきらかとなった。大臼歯部についても、直接法が20.8％であるのに対して間接法は8.7％であり、口腔内での築造法が倍以上選択されている。

別の全国規模の統計としては、2012年3月に日本歯科医師会が会員1,000名に対してアンケートを行っている（回収739名）。そのなかの「歯内治療後の重度歯冠部欠損症例で支台築造に用いるもの」の問いに対する結果（複数回答可）は、メタルコア：89％、既製金属ポストレジンコア：58％、ファイバーポストレジンコア32％であった（図4）。さらに「最も用いるもの」の問いの回答は、メタルコアが78.7％である一方、既製金属ポストレジンコアとファイバーポストレジンコアはそれぞれ16.6％と4.4％と大きな開きがある結果となっている（図5）。興味深いことに、開業年数40年以上の歯科医師の回答では、支台築造に最もメタルコアを採用する率は88.0％であった。

採用される支台築造法の変化

「健康保険の診療行為別統計調査（図2）」をあらためて確認すると、2001年から2007年は2008年以降の約1.4倍の算定がある。この間、2003年10月にペントロンジャパン社、2005年12月にジーシー社とコルデン／ウェルデント社のファイバーポストの薬事認可がおりている（図6）。したがって、ファイバーポストを使用した「自費診療」に

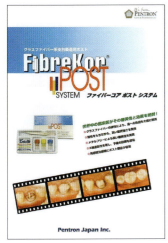
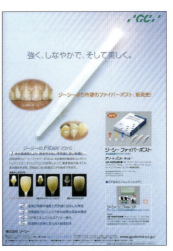
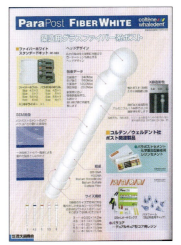

ファイバーコアポストシステム　　ジーシー ファイバーポスト　　ファイバーホワイト
（ペントロンジャパン）　　　　　　　（ジーシー）　　　　　　　（コルテン／ウェルデント）

図❻　支台築造法のパラダイムシフト。先だって薬事認可がおりたファイバーポストの一例

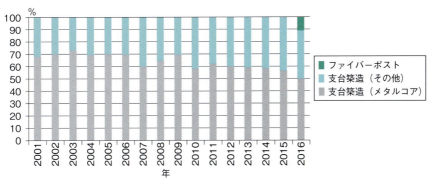

図❼　支台築造法の比率（社会医療診療行為別統計調査）

よる支台築造がこの間に増えてきていたと考えられる。こうしたなか、2016年1月よりジーシー社のファイバーポストが保険収載された。このことにより、本邦における支台築造のメタルフリー化が、より進む期待が高まった。この変革時期に、読者も支台築造法の最新情報に興味をもたれているはずである。

採用されている支台築造法を総数ではなく、その比率で確認すると保険診療におけるレジンコアの採用向上度がわかりやすい（図7）。2001年には30％であったレジンコアの比率が、2016年には50％になっている。また、2015年から2016年への変化では、半年前に導入されたファイバーポストレジンコアが10％も占めることが確認される。このように、日本初の支台築造専用のレジンであるクリアフィルコア（現クラレノリタケデンタル）が1980年に発売されてから40年近い年月を経たいま、レジンコアが日本の歯科診療に定着したように見受けられる[1]。

海外での支台築造法の実施状況

海外ではメタルフリー治療の推進により、支台築造法においてはファイバーポストを用いた直接法レジンコアが多く使用されるようになってい

る。また、ここ10年の支台築造法についての基礎的研究においても、使用される材料は主にファイバーポストであり、破壊耐久性試験や接着試験からファイバーポストの有用性が報告されている。

RouvinenらはOulu大学（フィンランド）で1984～2006年の間に行われた1,516個のコアを確認したところ、単冠においてレジンコアが増加し、メタルコアが減少していることを報告している[2]。しかし、2004～2006年のデータではレジンコアが74％、メタルコアが26％となっており、メタルコアが使用される率は決して低くない。また、本論文ではブリッジの支台の場合、メタルコアの使用が多くなることを示している。

イギリスの歯科治療は、概してコンベンショナルなものが多いことが知られている。Bruntonらは、2008年にイギリスの臨床家1,000人に対するアンケート（設問数89、回答率66.2％）を行った[3]。その結果、採用する支台築造法に関しては、レジンコアが45％、メタルコアが55％であり、レジンコア内においてファイバーポストは34％、ステンレススチール（既製金属ポスト）が11％であった。このように、海外においてもメタルが多く用いられているとする報告も存在する。

レジンコアとメタルコアの臨床成績

ここまで国内外における支台築造法の実施状況を確認してきた。すでに述べたとおり、本稿のテーマは「メタルコアや既製金属ポストとの比較も含めたファイバーポストレジンコアのエビデンスの抽出」である。次に、メタルコアとレジンコア（既製金属ポスト）の比較を解説したい。

われわれの研究グループはメタルコア（372装置）および既製金属ポストレジンコア（1,752装置）の15年間の予後調査を行い[4]、メタルコアの生存率は55.4％、レジンコアの生存率は78.7％であったと報告した（図8）。さらに、支台築造生存に

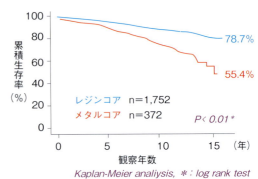

図❽ レジンコア、メタルコアの累積生存率

関するリスク因子の検討をCoxの比例ハザードを用いて検討したところ、メタルコアのほうがレジンコアよりもトラブル発生の可能性が高いことが判明した。

また、われわれは支台築造に関する臨床研究の文献的考察を行い[5]、メタルコア、既製金属ポストレジンコアおよびファイバーポストレジンコアの予後を吟味した。それぞれの臨床報告は調査年間が異なるため、イベント（トラブル）の発生率を調査年間で割った値を「年毎イベント（非生存となる事象）」として算出し、比較検討した。その結果、年毎イベントの発生率は、メタルコア（3.9％）に比べて既製金属ポスト（1.7％）、ファイバーポスト（1.0％）ともにレジンコア群の値が低いことをあきらかにした。

ファイバーポストは歯根破折を防ぐか？

「ファイバーポストは機械的物性が象牙質に近似しているがゆえに歯根破折を防ぐ」と結論づけている基礎研究は数多くある。では、このことは臨床研究でも確認されているのであろうか？

この疑問に真向勝負した一つのメタアナリシス「既製金属ポストレジンコアはファイバーポストレジンコアよりも歯根破折を引き起こすか？」[6]

がある。本報告の最も興味深い点は、エンドポイントを「再治療不可能な歯根破折」としているところである。このメタアナリシスでは、14の臨床論文（先に記したわれわれの15年間の予後調査[4]も採用されている）が抽出され、フォレストプロットとファンネルプロットも示したうえでの解析を行っている。その結論は、「ファイバーポストの使用が歯根破折を防ぐということが立証できなかった」であった。他のファイバーポストレジンコアに関する臨床研究のレビュー[7,8]においても、ファイバーポストレジンコアによる歯根破折防止のエビデンスは確認されず、長期予後を観察した良質な臨床研究が必要であると結論に記されている。

われわれが行った臨床研究の文献的考察[5]では歯根破折をアウトカム（結果）とし、観察年数で割った値「年毎歯根破折発生率」を算出している。その結果、メタルコアが0.20%であるのに対し、レジンコアが0.04%（ファイバーポスト）と0.06%（既製金属ポスト）であり、オーダーが一桁低い結果となった。このようにレジンコアは、ファイバーポストを使用した場合、既製金属ポストを使用した場合ともに歯根破折の発生率が低いことが示された（図9）。しかし、両者間に有意な差は認められなかった。

このように基礎研究と臨床研究との間に乖離がある理由として、基礎研究試料と異なり臨床ではさまざまなファクター（たとえば年齢、咬合力、残存歯質量、ポスト孔形態）があるため、それらが影響しあうことが考えられる。このように臨床研究は奥深く、挑戦しがいがある。

したがって、2018年における支台築造法のエビデンスとして、「まだファイバーポストの歯根破折防止効果を臨床的に証明するための良質なデータが十分量ない」とまとめることができる。今後、有限要素法や破壊試験といった基礎的研究で数多

> レジン築造法は、
> ・ファイバーポストを使用した場合
> ・既製金属ポストを使用した場合
> ともに歯根破折発生率が低い

図❾　レジンコアの歯根破折発生率

> ・歯冠部歯質が1壁以上残存している場合、ポストを付与しないことを考慮に入れる
> ・ファイバーポストを挿入するため、印象採得のため、あるいは平行性付与のための歯質削合はあってはならない

図❿　支台築造の予知性を高める根管形成法

く立証されている「ファイバーポストは機械的物性が象牙質に近似しているがゆえに歯根破折を防ぐ」という論理を立証するための臨床研究が進むことが期待される。

残存歯質量と支台築造法

われわれが行った支台築造に関する臨床研究の文献的考察[5]において、最も強いエビデンスは、「残存歯質量の多いほうが支台築造および支台歯の予後はよい」ということである。つまり、いかなる築造法においてもポストを挿入するため、印象採得のため、ポストの適合向上および平行性付与のためなどによる歯質削合は、必要最小限にとどめるべきである（図10）。

また、残存歯質量と支台築造の臨床経過に関する発表では、「歯冠部歯質が1壁以上ある場合の支台築造体の予後は、ポストの有無にかかわらず良好である」ことを示唆する場合が多かった。このことから、根管形成を行わないことを考慮するための指標は、「歯冠部歯質が1壁以上あるかないか」であると考えられる（図7）。さらに大臼歯は歯髄底を有することから、この髄床底を1壁として捉えることができる。つまりこれは、歯冠部残存歯質がほとんどない場合でもポストが不要

な場合もあることを意味し、実際に筆者はポストなしの大臼歯テンポラリークラウン（コア部あり）が仮着状態でも脱離しないことを数多く経験している。

ほかにも、坪田[9]は支台築造の臨床的指針を発表しており、「ポストの設定なし」とする指標は「歯質厚径1mm以上でフィニッシュラインからの歯質高径が2mm以上の残存歯質が"2壁以上"ある場合」としている。この指標は、抜髄後に残存歯質が2壁のみ残っている場合（MODのインレーの二次カリエスなど）は、ポスト付与が不必要であることを意味しており、日々の臨床において"安易に"残存壁を削合して"機械的に"根管を形成することを否定するものである（ただし、保険制度では「3壁未満の歯冠部歯質残存ではポストが必要」とされている）。

まとめ

基礎研究で確認されているファイバーポストの有用性は、臨床研究ではまだあきらかにされていない。また「付与するポストの適切な長さや太さ」をはじめとして、レジンコア術式には不明な点が残されている。ファイバーポストに関しては、ファイバーの種類やポストの形状に違いがある。さらに、ファイバーを根管の中央に1本配置する方法が、完璧かどうかは疑問が残る。したがって、「レジンコア術式がメタルコア術式に準じるかどうか」および「最良のファイバーポスト」については、引き続き議論し、検証する必要がある。今後、われわれの研究グループもさまざまな事象を一つ一つ丁寧にあきらかにし、国民の歯がより多く残ることに寄与したいと考えている。

【参考文献】

1) 福島俊士：レジン支台築造法への取り組み．一般社団法人日本接着歯学会学会創立35周年記念誌：87-89．2018.
2) Rouvinen E, Näpänkangas R, Raustia A: A report on materials used by dental students for core restorations in single and multiunit crowns. Int J Prosthodont, 27: 73-75, 2014.
3) Brunton PA, Sharif MO, Creanor S, et al. : Contemporary dental practice in the UK in 2008: indirect restorations and fixed prosthodontics. Br Dent J, 212: 115-119, 2012.
4) Hikasa T, Matsuka Y, Mine A, et al. : A 15-year clinical comparative study of the cumulative survival rate of cast metal core and resin core restorations luted with adhesive resin cement. Int J Prosthodont, 23: 397-405, 2010.
5) 峯 篤史："2013年における"歯根破折防止策の文献的考察．日補綴会誌，6：26-35．2014.
6) Figueiredo FE, Martins-Filho PR, Faria-E-Silva AL: Do metal post-retained restorations result in more root fractures than fiber post-retained restorations? A systematic review and meta-analysis. J Endod, 41: 309-16, 2015.
7) Cagidiaco MC, Goracci C, Garcia-Godoy F, et al.: Clinical studies of fiber posts: a literature review. Int J Prosthodont, 21: 328-336, 2008.
8) Marchionatti AME, Wandscher VF, Rippe MP et al. : Clinical performance and failure modes of pulpless teeth restored with posts: a systematic review. Braz Oral Res, 31: e64, 2017.
9) 坪田有史：接着と合着を再考する―支台築造を中心に―．日補綴会誌，4：364-71．2012.

2章

術 式

支台築造の術式（直接法）①
基本術式 メタルコアの改善

遠山敏成
Toshinari TOYAMA
東京都・マイスター春日歯科クリニック

　歯科用ジルコニアの爆発的な普及による、オールセラミックレストレーションの需要の高まりに伴い、支台築造におけるファイバーポストの必要性はますます加速している。また、各メーカーの企業努力によってマテリアルの物性も向上し、適切な周辺器具との併用で、より確実な支台築造が行える環境が整ってきている。

　本項では、ファイバーポストを用いた直接法による支台築造において、デュアルキュア型ボンディング材およびデュアルキュア型築造用レジン（コンポジットレジン）を使用した基本的な臨床術式を解説する。

ファイバーポスト直接法の選択理由

　まず、筆者自身の臨床において、支台築造で間接法のメタルコアを用いることは少なくなってきている。ファイバーポストによる支台築造でも、間接法はほとんど用いておらず、直接法を選択している。その大きな理由として、「残存健全歯質の保存」と「歯牙の歯冠色の保持」が挙げられる。

1. 残存健全歯質の保存

　残存健全歯質の保存の意味は、やはり破折の防止などの強度を担保するところにある。鋳造メタルコアよりも、ファイバーポストと築造用レジンを用いたほうが破折に対する抵抗力が大きいことは、各研究でも報告されている。

　そもそも間接法においては、挿入方向に沿ってアンダーカットを取り除かなければならないため、余分に歯質を削除しなければならない（図1）。そのため、本来であれば歯質で被包できる部分も残せなくなってしまう場合がある。また、残存歯質が少ない場合、便宜的な築造窩洞形成によって、フェルールの獲得が難しくなってしまうこともある。

2. 歯牙の歯冠色の保持

　「歯牙の歯冠色の保持」は、"即時的"な意味合いでは、前述したように、オールセラミックスを用いた審美修復治療の際に支台歯の色の影響を強く受けやすい。そのため、シルバーや金銀パラジウム合金など、黒っぽく見えるメタルコアの使用は避けるべきである。

　仮に歯質が多く残っていたとしても、支台歯形成を行うと、最もクラウンが薄くなる支台歯先端部にメタルが出てしまい、その色を拾ってしまう。また、最近では口腔内スキャナーを用いて光学印象を行うことが増えているが、機器もパウダーフリーを採用する傾向にあるため、メタルを使用した場合は光が反射し、正確なスキャンがしにくくなる（図2）。

　これらの理由から、筆者の臨床ではファイバーポストを用いた直接法の支台築造を選択している。

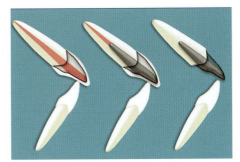

図❶　支台築造間接法の場合、支台歯内部の切削量が多くなる。また、メタルコアを用いた場合では支台歯の色へ大きく影響する

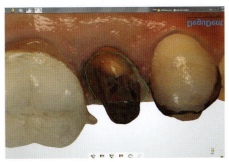

図❷　支台歯の色が暗くなると、光を吸収してしまう。そのため、光学印象の場合は正確なスキャンを行いにくくなる

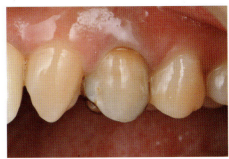
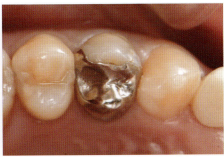

図❸　術前：患者は|4の審美障害を訴えて来院した。残存エナメル質にはマイクロクラックが認められ、フルクラウンでの修復を行うこととなった

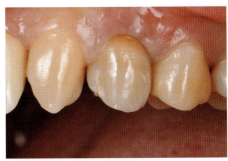
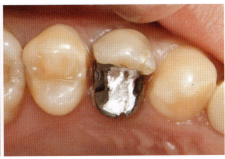

図❹　4／5冠の除去。歯冠部の大部分が失われているのがわかる

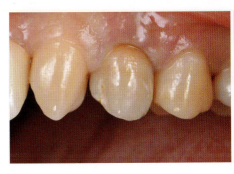
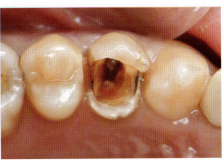

図❺　メタルコア除去後の歯質。金属の裏打ちがなくなったことで、歯冠色に変化が認められる。また、隣接面の歯質辺縁にう蝕が認められる

臨床術式

患者は、30歳の女性、主訴は、|4の歯間部より見える金属の審美障害のため、メタルフリーの治療を希望された。|4は失活歯であるが、唇側歯質のみを残した4／5冠の修復がされているため、残存歯質からの剥離破折のリスクや現状の残存歯質のマイクロクラックから考えて、患者同意のうえでフルクラウンでの修復を行うこととなった（図3）。

まず、4／5冠を除去後、メタルコアの除去を行った（図4）。金属装着時と除去後では、歯質の明度の変化が認められ、除去後では本来の歯質の色に戻ることがわかる（図5）。

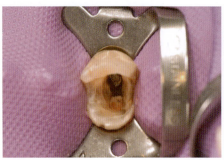 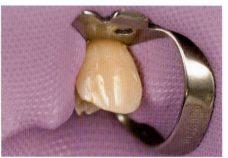

図❻　う蝕除去後、ラバーダム防湿を行う。支台築造の際はすでに大きく歯質が失われている場合も多く、ラバーがかけられないこともある

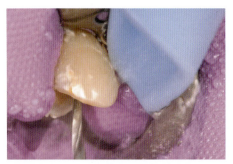 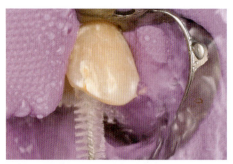

図❼　φ1.4mmの根管形成用バーを用いて築造窩洞形成を行う。今回は再治療のため、すでに形成されているが、ファイバーポスト挿入時に位置が固定されやすいように、わずかに形成する

図❽　根管内清掃用ブラシを用いて、根管内の汚物を物理的に除去する

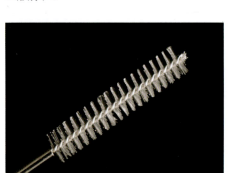

図❾　毛が螺旋状に配置されているため、洗浄液や清掃材を用いる場合は正回転で使用し、汚れを根管外に掻き出す際には、逆回転で使用すると効果的（トランスルーマポストブラシ：モリムラ）

1. ラバーダム防湿

う蝕を除去後、ラバーダム防湿を行う。口腔内の環境は、温度30℃以上、湿度99％以上の高温多湿状態にある。接着力の向上のためには、歯がラバーダムの装着が可能な状態であれば、行ったほうがよい。

本症例では、隣接面に残存歯質の少ない部分があり、築造窩洞形成後の微細な削片や根管内洗浄後の水分、歯質表面処理剤の余剰分などが再び根管内に流れ込むのを防止するために、表面に微細なテクスチャの付いた製品を使用した（フレキシダム：ROEKO、茂久田商会・図6）。

2. 築造窩洞形成

根管の太さにあったファイバーポストを挿入するための築造窩洞形成を行う。本症例では、直径1.4mmのファイバーポスト（ビューティコアファイバーポスト：松風）を選択したため、同径のガイドドリルを用いて築造窩洞形成を行った（図7）。

その後、根管内を専用のブラシ（トランスルーマポストブラシ：モリムラ）にて清掃する（図8）。このとき、根管内部の汚れを除去するためには、注水が根管内に送り込まれるように、まずブラシを正回転で行い、その後、根管外部に汚れを掻き出すためにブラシを逆回転で使用する（図9）。

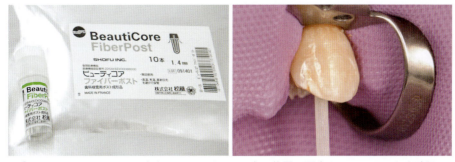

図⓾　ファイバーポストの試適。ポストがある一定の位置に固定されていることを確認し、長さを決定する（ビューティコアファイバーポスト：松風〔左〕）

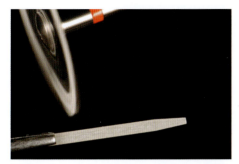

図⓫　ファイバーポストの余剰分を切断。ファイバーの繊維が飛び出したり、焦げ付いたりしやすいので、切断能力の高い器具で行う

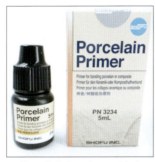

図⓬　試適後の表面を洗浄、必要に応じて酸処理を行ってからファイバーポスト表面にシラン処理剤を塗布する（ポーセレンプライマー：松風〔左〕）

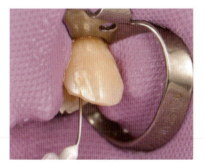

図⓭　根管内の表面処理前に行う最後の洗浄を実施する

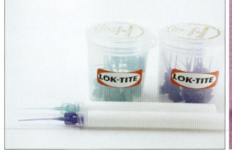

図⓮　根管内の汚物と水分を専用バキュームチップを用いて吸い上げる。径が細いため吸引力も強い（キャピラリーチップ〔紫φ0.36㎜、φ緑0.48㎜〕：ウルトラデントジャパン〔左〕）

3．ファイバーポスト＋築造窩洞内表面処理

　築造窩洞形成後の根管内を清掃したらファイバーポストを試適し、長さの調整を行う（図10、11）。ファイバーポストは"硬さ"と"しなやかさ"を兼ね備えているため、通常のハサミのようなものでは切断しにくい。したがって、無理に力をかけると、潰れるようにして繊維が飛び出してしまう。そのため、切断能力の高いディスクや専用の切断器具を用いるとよい。ポスト表面を酸処理洗浄した後は、シラン処理を行う（ポーセレンプライマー：松風・図12）。

　根管内は先の細いシリンジを用いて最終的な洗浄を生理食塩水を用いて行う（図13）。根管内に残存する水分や薬液、汚物を可及的に排出するために、根管内用の径の細いバキュームチップを用いて吸引を行った（キャピラリーチップ緑、内径0.48㎜：ウルトラデント／図14）。根管内の洗浄が完了したら、根管内象牙質表面にわずかに残った水分をペーパーポイントに染み込ませて、根管内を十分に乾燥させる（図15）。

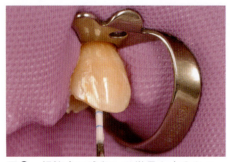
図⓯　根管内に残留した微量な水分をペーパーポイントで吸い上げ、十分に乾燥させる

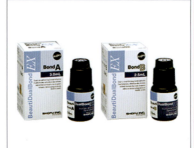
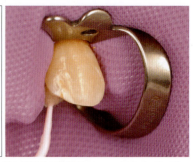
図⓰　象牙質の接着に定評のあるカルボン酸系接着性モノマーを含んだ、デュアルキュア型根管内表面処理剤を塗布する（ビューティデュアルボンドEX：松風〔左〕）

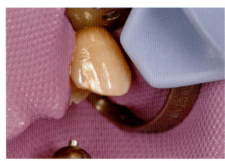
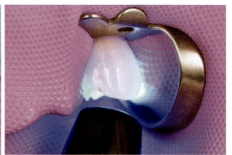
図⓱　ボンディング層を薄く伸ばすようにエアーブローし、光照射を行う

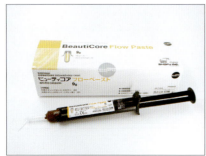
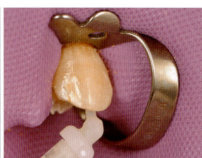
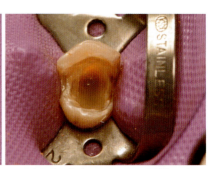
図⓲　根管部用支台築造ペーストの塡入を行う。根管部は「流れがよく」、「光が通りやすい」、「デュアルキュア型」の製品を用いるが、根管部用のものでも4.5mm以内であれば光硬化型の製品もある（ビューティコアフローペースト：松風〔左〕）

その後、セルフエッチング系デュアルキュア型の歯質表面処理剤を根管内に塗布し（ビューティデュアルボンドEX：松風・図16）、エアーブローにより被膜厚さを十分に薄くしたのち、光照射を行った（図17）。

4．ファイバーポストと築造用レジンの充塡

最近では、ある程度の深さでも光照射のみで硬化する築造用セメントも登場している。本症例では、根管内のスペースと深さが確保できていたため、深部の築造用のレジンに流れのよいデュアルキュア型の製品を選択した（ビューティコアフローペースト：松風・図18）。築造用レジンを根管内部に塡入後、ファイバーポストを挿入し、光照射を行った（図19）。

その後、歯冠部には低い流動性の付与された光硬化型の築造用レジンで歯冠概形の築盛を行い、光照射にて完全硬化をさせて支台築造を終了する（ビューティコアLCインジェクタブル：松風・図20、21）。最終的に装着するオールセラミッククラウンの形態に合わせ、支台歯形成を行った（図22）。最終補綴物として表層に20μmほどの厚みのステインを行ったフルジルコニアクラウンを

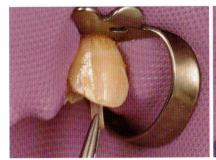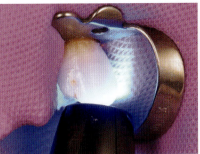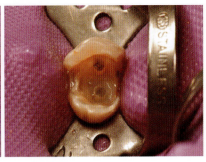

図⓳　ファイバーポストの填入を行い、ポストの方向に沿って光照射を行う。最終的な支台歯の高さを考慮してポストの長さを決定しておくとよい

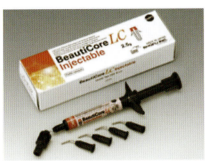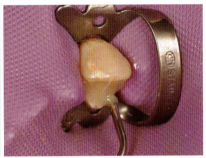

図⓴　光硬化型支台築造用レジンを用いて歯冠部の築造を行う（ビューティコア LC インジェクタブル：松風〔左〕）

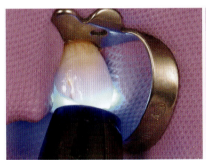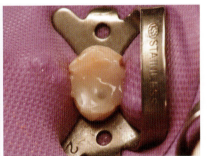

図㉑　支台築造用レジンで、ある程度の形態を付与する。レジンは築盛しやすい低流動性のものがよい

図㉒　最終的なクラウンの形態に合わせ、支台歯形成を行った

装着した（図23）。

　支台築造におけるファイバーポストの登場以来、歯根破折のリスクだけではなく、最終補綴物であるクラウンの色影響の不安も解消した。

　マテリアルの物性の向上も著しく、今後ますますその需要も高まっていくと考えられる支台築造方法である。われわれ歯科医師は、その基本的な術式を理解し、手技を習得しておかなければならない。

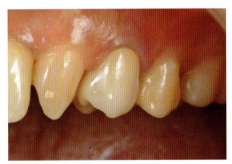

図㉓　最終補綴物のフルジルコニアクラウンを装着

【参考文献】
1）川本善和：ファイバーポストコアで、歯はどこまで保存できるのか．デンタルダイヤモンド，42（1）：62-70, 2017.
2）坪田有史：ファイバーポストレジンコアの現状と展望．デンタルダイヤモンド，42（12）：70-77, 2017.
3）峯 篤史："2013年における"歯根破折防止策の文献的考察．日本補綴歯科学会誌，6（1）：26-35, 2014.

支台築造の術式（直接法）②
注意すべきポイント

石部元朗
Motoaki ISHIBE
山梨県・石部歯科医院

　ファイバーポストの保険導入によって、これまで"主流"であったメタルポストコアから、コンポジットレジンおよびファイバーポストを併用した"ノンメタルポストコア"の臨床応用の機会が増えていると思われる。これは、支台築造を行う際に、印象採得を行って技工操作によって作製する間接法から、チェアーサイドで行う直接法の機会が増加しているとも考えられる。日常臨床において、根管治療、支台築造、歯冠修復という一連の治療は頻度が高く、それらすべてが適切に行われないと、歯の予後に悪影響を及ぼすことになる。
　本項では、支台築造の直接法、とくにファイバーポストの使用に焦点を絞って解説する。

直接法の術式

　直接法による支台築造を間接法と比較すると、表1のような点を挙げることができる。図1にファイバーポスト材料の一例を挙げる。

1. ポストスペースの形成（図2）

　筆者は、根管充塡時にガッタパーチャポイントとシーラーを併用しているため、根管充塡と同日に支台築造を行うことは稀である。したがって、根管充塡終了後は水硬性セメント、グラスアイオノマーセメントを用いて二重仮封し、後日、支台築造を行う。
　ポストスペースの形成にあたっては、各システムに専用ドリルが用意されているが、筆者は根管充塡材の破壊予防のため、根管治療時に根管拡大を完了させ、それに合ったポストを採用している。したがって、根管充塡材を除去する際はドリルを使用せず、熱したプラガーやヒートカッターを用いて非破壊的にガッタパーチャポイントを除去する。そのとき、可及的に根管充塡材を残し、ポストスペースの形成の長さは"歯根長2/3"、"歯根

表❶　直接法による支台築造の利点・欠点

利点	印象採得を行うための便宜的な歯質削除が不要なため、歯質をより温存できる
	根管充塡直後に支台築造が可能
	印象採得、技工操作を必要としないために臨床ステップが少ない（時間・経済的負担軽減）
欠点	適切な築造形態が得難い（過量に築造し、形成する必要がある）
	材料の重合収縮による影響を受けやすい

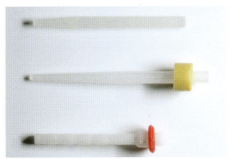

図❶　直接法に使用するファイバーポスト材料の一例。上から、トクヤマ FR ポスト（トクヤマデンタル）、リライエックスファイバーポスト（3M ESPE）、パラポスト ファイバーホワイト（Coltene Whaledent／茂久田商会）

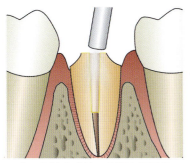

図❷　根管充填後、歯質を可及的に温存しつつ接着阻害因子を除去

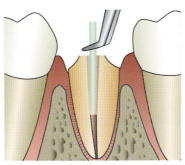

図❸　既存の幅径に合ったファイバーポストを選択し、長さの調整を行う

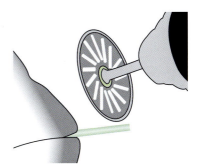

図❹　ダイヤモンドディスクによるファイバーポストの切断

幅1/3"などの従来基準は遵守せず、歯質および根管充填材を可及的に温存し、ポストの長さがコアの長さを上回るようにする。

そして、根管壁に付着したシーラーや接着阻害因子を除去するため、バーを用いて新鮮歯質を露出させるよう一層削除した後、EDTAと超音波洗浄を十分に行い、乾燥させる。乾燥させる際には、エアーだけでは不十分なため、根管吸引を行ってからペーパーポイントを用いて確認する。

2. ポスト長の調整（図3、4）

ファイバーポストの試適を行った後、長さの調整を行う。その際、ファイバーポストの切断面が平滑になるよう、ダイヤモンドディスクのような鋭利なもので切断する。

3. ポストスペースの築造（図5〜9）

各材料・システムの推奨する使用方法に従って、接着および重合操作を行う。ポストスペースは光の到達性が不確実となるため、筆者は光重合および化学重合を併用したシステムを用いている。また、この部分は狭窄しており、気泡やスペースを生じさせないために根尖側からゆっくりと引き抜くように、一塊として充填、重合する。ファイバーポストはコアの高さの半分以上を目安に突出させるが、コアから露出しないように設置、さらには各歯の張力がかかる側に設置する。

4. コアの築造（図10〜12）

ポストとコアの部分は、異なる材料(例：ポスト：レジンセメント、コア：コンポジットレジン）を用いることもあるが、筆者はその界面の接着性を考慮して、同一材料を用いることが多い。直接法の場合は形態修正が不可欠なため、必要量より少なくならないよう過量に築造し（既製のコアフォ

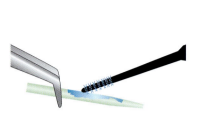
図❺ ファイバーポストの接着処理

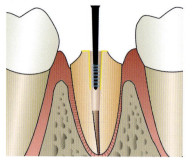
図❻ 根管内の接着処理

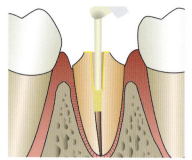
図❼ 根尖側より気泡が生じないように充填

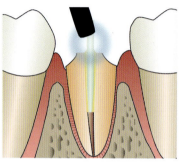
図❽ 根管内の重合

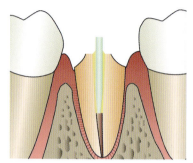
図❾ ファイバーポストがコアの高さの半分以上突出している

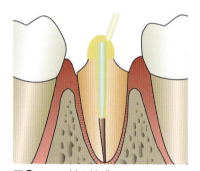
図❿ コア材の築盛

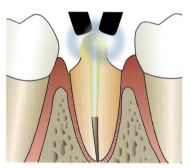
図⓫ コア材の重合

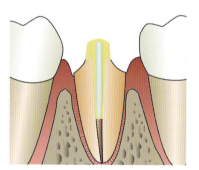
図⓬ 重合完了後、形成を行う

ームの使用が有用)、ファイバーポストおよびコア部分で用いた材料の重合完了を待ってから形成する。

前述のイラストを参考に、臨床例を図13〜18に提示する。

ファイバーポストを併用するか否か

ファイバーポストのおもな役割はコアの維持にある[1]。したがって、残存歯質が十分にある場合にはファイバーポストを使用しないことも多い（図19)[2]。

通常、前歯には側方・剪断力の負荷がかかるが、小臼歯、大臼歯へと後方にいくに従い、歯には垂直的な力がかかる。また、解剖形態からすると、前歯は大きな歯根を有するが、臼歯は歯根が彎曲して細いため、ファイバーポストの挿入には不利といえる。これらの点を無視し、漠然とファイバーポストの形成、挿入を行うと、根管治療歯に生じやすい歯根破折へと繋がる。反対に、臼歯は多くの歯冠歯質を有し、また髄腔も大きいため、コ

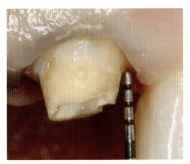

図⓭ 全周にわたって2mm以上の健全な残存歯質が存在

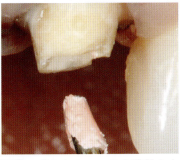

図⓮ ポストスペースの確保のため、ヒートカッターを用いてガッタパーチャポイントを除去する

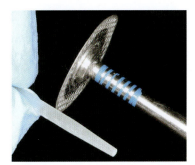

図⓯ ダイヤモンドディスクを用いて、ファイバーポストの長さを調整する

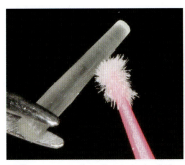
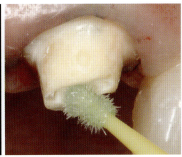

図⓰ ファイバーポストおよびポストスペースの接着処理

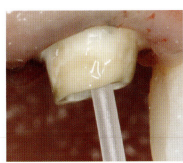
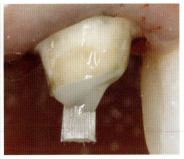

図⓱ ポストスペースに気泡を生じさせないよう、注意深くコンポジットレジン材料を注入した後、ファイバーポストを挿入して硬化させる

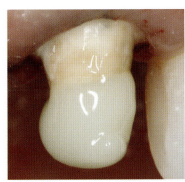
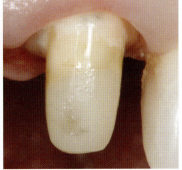

図⓲ 同材料でコアを築造し、硬化後、支台歯形成を行う

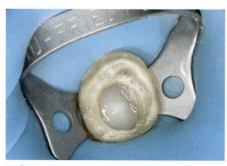
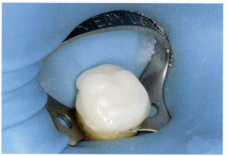

図⓳　下顎大臼歯の4壁残存症例。髄腔が大きく、ファイバーポストなしでコアを維持できる。不要なファイバーポストの挿入は、歯根破折や穿孔のリスクを高める

アの維持がファイバーポストなしでできることも多い。したがって、ファイバーポストの必要性は、前歯と臼歯で異なる[1]。いずれにしても、健全な残存歯質が十分あれば、ファイバーポストを使用せず、コアのみで対応し、歯冠修復では咬合面は被覆するものの、クラウン形態ではなく、部分被覆冠とすることが多い。

まとめ

本項では、支台築造の直接法、とくにファイバーポストの使用に焦点を絞って解説した。本術式を行うにあたっては、治療対象となる歯の健全残存歯質や形態を考慮して、ファイバーポスト併用の有無を決定する。また、使用する材料の特性を十分に理解したうえで、接着や重合収縮に配慮が必要となる。

本術式では、治療対象となる歯の健全残存歯質や形態を考慮して、コアのみで対応する。歯冠修復にあたっては、漫然とクラウンとするのではなく、歯種や残存歯質量などを考慮すれば、欠損部の充填や部分被覆冠の選択が可能である。

謝　辞
術式イメージおよび製品画像をご提供いただいたトクヤマデンタル、製品画像をご提供いただいた3Mおよび茂久田商会に、感謝申し上げます。

【参考文献】
1) Schwartz RS, Robbins JW: Post placement and restoration of endodontically treated teeth: a iterature review. J Endod, 30: 289-301, 2004.
2) 坪田有史：接着と合着を再考する─支台築造を中心に─. 日補誌，4：364-371，2012.

支台築造の術式（間接法）

島 弘光
Hiromitsu SHIMA
東京都・シマデンタルクリニック

はじめに

　接着技術とコンポジットレジンの進歩は、あらゆる歯科治療技術に進化をもたらしてきた。ファイバーポストレジンコアもその技術のなかの一つといえる[1]。逆に、接着とコンポジットレジン操作の注意点を押さえておかなければ成立しない技術であるともいえる。

　ファイバーポストレジンコアにおける間接法は、筆者の臨床実感から、注意すべきポイントが多い術式であると思う。直接法では、コア用コンポジットレジンの重合時の収縮応力とコントラクションギャップのリスク、口腔内での操作時間の長さから生じる患者のストレス、湿度や歯肉溝滲出液による接着への悪影響などが考えられる。これらを回避するうえで、間接法は有効な手段と考えられるが、シンプルな直接法に対し、技工操作のステップ数が多い術式であるため、エラーが生じやすい点も多い。

　メリットを最大限に活かし、デメリットを回避するポイントをしっかり押さえてはじめて、直接法に対するアドバンテージが得られると考えられる。

　間接法のファイバーポストレジンコアにおいては、前述の注意点を歯科技工士と共有し、継続的に厳守する必要がある。厳守と強い表現をする根拠は、ファイバーポストレジンコアの構造とコンポジットレジンの本質的な性質にある。たとえばセラミックスの場合、一定のルールを守らなければ高密度に焼成せず完成には至らないため、完成物の品質は比較的安定している。コンポジットレジンの場合は、光重合時間などのルールを守らなくても完成してしまう。製作時にはファイバーとコンポジットレジンの間に接着が必要であり、これまでの歯科技工においては稀なシランカップリング処理が必要になることにも着目すべきだろう。

　また、臨床においてポスト孔形成を行う際、歯根破折を回避すべく歯質をできるだけ削除しないように配慮しつつ、ポストコアにかかるストレスを想像しながら破折が生じないようなポスト孔の直径の調整や根管口部のエッジの除去などを、絶妙なバランスで行う。臨床実感として述べれば、日本人の小さな歯、とくに前歯・小臼歯の場合は、そのバランスにほとんど自由度がないといえるくらいシビアであると感じている。そのため、ファイバーポストレジンコアの製作時には構造的なゆとりは少なく、素材自体の絶対的なボリュームが少ないことで些細なエラーが与える影響は大きい。気泡の混入やその修理などの物性低下の要因があってはならず、パーフェクトな仕上がりが

> 本項では、最大の治療結果を得るために必要な基本的事項として、間接法ファイバーポストレジンコアの品質管理と装着ステップの細かいポイントを、以下の2点の想定事項をもとに紹介する。
>
> - 取り扱いに、より繊細さが求められる前歯・小臼歯部を想定
> - ポスト用ファイバーは、繊維束がストレートに成型され、先端がテーパー加工されている、多くのメーカーが採用しているタイプを想定

図❶　本項の想定事項

必須である。これらは、非常に細く、たわみを許容する材料を安定した条件で臨床応用するために重要なルールともいえる。

さらに装着においては、根管内象牙質と硬化したコンポジットレジンとの接着を行うこととなり、両者とも非常に難しい接着対象であるといえる。

本項では、診療と技工の両方を継続してきた経験から、図1の想定事項をもとに、実際の臨床において起こり得るエラーとその対応を示しながら、間接法のファイバーポストレジンコアを正確に取り扱ううえで重要となる細かい注意点を述べる。

前提として必要な考え方

- 条件が悪い患歯の場合、前処置としてエクストルージョンや歯周外科処置を行うことにより、歯肉縁上の歯質を必要量確保できれば、ファイバーポストレジンコアの使用が可能である。
- 根管充填材による接着阻害やレジンの重合阻害のおそれがないか、成分を確認する。
- メタルフリーレストレーションの経験や知識が有効で、接着が必要な処置はテクニカルセンシティビティーが高いため、細かいポイントを押さえておくことが非常に重要である。
- ファイバーポストは異方性材料であり、従来のレジン支台築造に用いられている金属製の既製ポストとは物性が大きく異なり、引張応力が生じる位置に配置する必要がある。
- コア用コンポジットレジンは支台築造用を用いる。前装用や充填用は、色調や研磨性、光沢度など、支台築造用とは求められる物性が異なる材料であるため、使用しない（色調や切削感に特徴のある製品を使用していれば、指示どおりの材料で製作されているかどうか判別しやすい）。
- 収縮率、強度、重合方式、接着前処理、色調、切削感など、製品によって違いがあるため、適材適所での使い分けが必要である（歯肉に近いマージン部の歯質の視認性を確保する場合は、象牙質と異なる色調を選択するなど）。
- 間接法のメリットの一つとして、光重合型のコア用コンポジットレジンを良好な重合条件で応用できる点が挙げられる。光重合型コンポジットレジンはミキシングチップを使用しないため、無駄が少ないうえ、気泡混入のリスクが少なく、均質に仕上がりやすい。また、ノズルが細長い製品もあり、ポスト孔の深部に注入でき、コア部においても繊細な作業が可能である。
- 製法上、模型破損のリスクとリリーフ、適合性のジレンマに歯科技工士が苦労する。

準備しておくべき設備

●診療室

- ルーペ（できればライト付き）、または診療用マイクロスコープ
  ポスト孔内の乾燥状態やボンディング材の液溜まりなどを確認する。
- サンドブラスター（迅速なスイッチのオンオフが可能、安定した弱圧）
- スチームクリーナー
  ポスト部の調整を行った場合に必要である。

●歯科技工所

- ハンドタイプの光照射器

ポスト孔内の深部のコア用コンポジットレジンの重合に必要な光強度を確保するために必要である。

印象採得までの診療手順

1. 直接法と間接法の選択

コンポジットレジンの重合収縮からコントラクションギャップのリスクを考慮すると、間接法で製作したうえで薄層のレジンセメントで接着するメリットは大きい。ただし、印象採得の精度向上のためのアンダーカットの除去、複根管のポスト孔の平行性を求めての余計な歯質削除などを行ってはならない。

また、直接法にはアンダーカットを許容し、新鮮切削面に対して接着が可能といったメリットがある。それぞれのメリット、デメリットを考慮したうえで、直接法か間接法かを選択する。印象採得が困難な薄い歯質でも、温存することによってフェルール効果に有効なら、直接法のほうがよい。健全歯質を可能なかぎり保存するために、臨機応変な判断が必要である。

2. ポスト孔の形成

根管充填時の根管長を必ず確認し、ポスト孔の深さを設定する。その後、う蝕検知液を使用し、根管内軟化象牙質の残留がないか、ポスト孔の内壁に根管充填材の残留がないかをチェックする。

Point：技工操作においてファイバーの断裂や繊維束のほぐれを防ぐため、基本的にはファイバー表面はサンドブラスト処理を行わない。ポスト孔形成バーの形状が使用するファイバーと同一形状の場合、形成バーがちょうど入る形状にポスト孔を形成すると、完成するファイバーポストレジンコアのポスト部にはファイバーが広く露出する。ポスト孔に対して、ゆとりがあるサイズのファイバーを選択すれば、ポスト部のファイバーの露出が少なくなり、サンドブラスト処理を行ううえで有利になる。ただし、ファイバー表面をコンポジットレジンで覆うと、接着界面を増やす原因ともなるため、その優位性については今後議論される可能性も考えられる。

3. 印象

シリコーン印象材によるオイル残留の可能性を考慮し、寒天とアルジネートによる連合印象を行う。

4. 指示書の記載事項

ファイバーの種類とサイズ、本数、配置、使用するコア用コンポジットレジンの製品名、色調を記載する。

Point：コア用コンポジットレジンは製品によって強度や切削感、被着面処理方法が異なる。色調に関しては、製作予定の補綴装置に色調が影響する場合はそのマッチングを考慮する。色調への影響が考えられない場合で、フィニッシュラインに近接する部分にコア部のマージンがあるようなケースでは、歯質と色調差があるほうが形成時に歯質を識別しやすい。

技工操作手順

Point：技工操作中は必ずグローブを着用し、清潔な技工スペースを確保する。ファイバー表面を汚染しないように、細心の注意を払う。

1. 模型の加工（アンダーカットリリーフ）

リリーフ量が多く必要な場合は、担当医に伝達するようにその旨を納品書に記載する。

2. ポスト孔の深さを計測

細い針金状のものを利用してポスト孔の深さを計測する。

3. ポスト用ファイバーの模型への試適（図2）

試適を行う前に、石膏模型を十分に乾燥させておき（ファイバー表面に分離剤が付着しないようにするため）、必ず模型に分離剤を塗布する前に試適する。その後、計測した深さに到達している

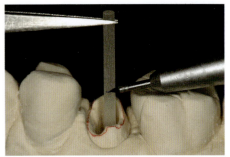

図❷ ファイバー表面への分離剤の付着を避けるため、石膏模型に分離剤を塗布する前に試適し、長さを調整

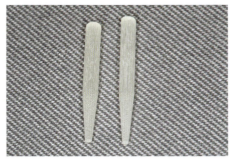

図❸ 調整が終了したファイバーポスト。シランカップリング処理を行った後は、表面に触れないようにする

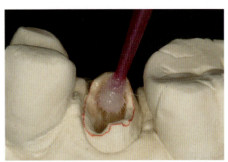

図❹ 分離剤はニューアクロセップ（ジーシー）を使用。被膜形成後、すみやかに製作ステップを進めると、分離しやすい傾向がある

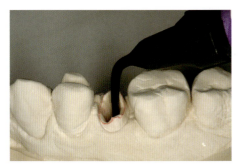

図❺ 気泡を巻き込まないように、深部からゆっくりとコア用コンポジットレジンを注入する

かをチェックする。

4. ファイバーのカット（図3）

マスクを着用し、集塵バキュームを使用する。薄いカッティングディスクを用い、周囲から中心に向かってファイバーをカットする。

カット部のファイバーがばらけることがあるので、長めにカットしてからシリコーンホイールなどで辺縁から中心方向に微調整する。

5. 分離剤の塗布・乾燥（図4）

分離剤塗布後に内部に液溜まりがないことを技工用マイクロスコープで確認し、被膜形成と乾燥を待つ。

Point：この後のステップで、ポスト孔にコア用コンポジットレジンを注入後にファイバーを挿入するが、その際、ファイバーが模型の内面に接触しながら通過することを考慮すると、ワセリンのように流動性のあるものは好ましくない。また、

分離剤は乾燥して薄い被膜を形成するものが適しており、被膜形成後にすみやかに製作ステップを進める。

6. ポスト用ファイバーのシランカップリング処理

Point：シランカップリング剤を塗布する際、他の技工操作に用いる筆などは使用せず、必ずディスポーザブルのマイクロブラシを使用する。

7. ポスト孔部へのコンポジットレジンの注入（図5）

デュアルキュア型の場合、製品によってはミキシングチップ内で気泡が発生するが、少し余分に出すと気泡が少なくなるので、最初の気泡が多いところを使用しないようにする。

光重合型の場合は気泡混入のリスクが少なく、均質に製作できる傾向がある。

8. ポスト用ファイバーの挿入（図6）

すばやく挿入したり、挿入後に方向を変えると気泡が生じる可能性があるので、配置すべき方向

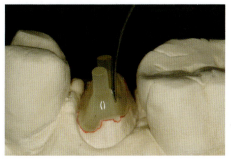

図❻　ファイバー挿入後に溢れてくるレジンをファイバー側に移行的にしておき、余剰分が溢れないように注意する

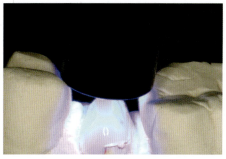

図❼　ファイバーの光透過性を利用し、深部のレジンの重合を重視しつつ光照射を行う

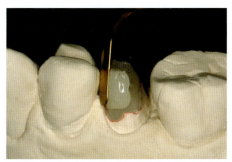

図❽　ペースト状のコア用コンポジットレジンを使用してマージン部をオーバーさせないように築盛すると、外すときに模型が破損しにくい

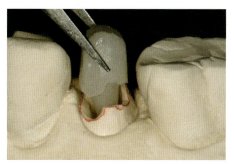

図❾　十分な硬化を確認した後に模型から外し、気泡の有無を確認、全方向から光照射を行う

にゆっくりと挿入する。とくに複数本使用する場合は気泡が生じやすい。レジンが溢れてくるぶんをファイバー側に移行的にしておくとコア部の築盛が行いやすい。

Point：引張応力が生じやすい方向に配置し、なおかつ形成軸を考慮し、形成時にファイバーが低い位置でカットされないようにする。また、残存歯質量が少ない部分を補強するように位置づける場合もある。コア部まで一気にコンポジットレジンを盛り上げてしまうと、重合時の照射光が深部に到達しにくくなる。

9. 光照射（図7）

デュアルキュア型コンポジットレジンにもいえることだが、とくに光重合型コンポジットレジンを使用している場合は、ファイバーには光透過性が高い製品を使用し、深部のコンポジットレジンの重合を重視しつつ、ファイバーの上端からも光照射を行う。

デュアルキュア型も重合初期における十分な光照射が重要なので、仮照射をして化学重合に任せて放置するような製作方法は避けるべきである。

Point：深部への光到達度を考慮すると、歯科技工所にもハンドタイプの光照射器が必要である。

10. コア部の築成（図8）

フロアブルタイプでマージン部をオーバーすると、模型から外す際に模型が破損する可能性があるので、ペースト状のコア用硬質レジンを使用して精密に合わせておくとよい。

11. 光照射

全方向から十分に行う。

12. 模型から取り外す（図9）

深部のコンポジットレジンの硬化が不十分なまま取り外すと、目に見えない物性低下が生じるおそれがあるので注意が必要。デュアルキュア型の場合は、十分に硬化を待ってから取り外す。

最近の臨床報告では、ファイバーポストレジン

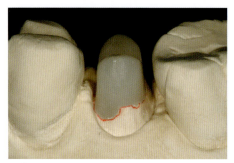

図❿　コア部の形態修正終了後

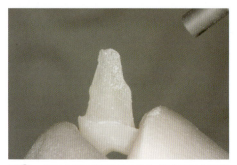

図⓫　ポスト部の被着面をサンドブラスト処理

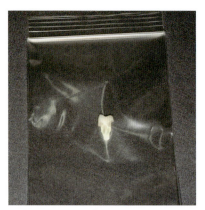

図⓬　十分に乾燥させたのち、予想し得ない被着面の汚染を避けるため、密閉可能な小袋に入れる

態修正を行う（図10）。

Point：直接法の場合は、ポスト部にコンポジットレジンが気泡なく均質に充填されているかどうかを確認できない。これを確認できるのが間接法の大きなメリットであるので、確認を怠らない。

15. 被着面のサンドブラスト処理・スチームクリーナーで洗浄（図11）

サンドブラスターは瞬間的に規定した圧力で吐出し、弱圧でも安定した操作ができるものを使用する。ノズルの先端が細すぎると、コンポジットレジンが削れてしまうので注意が必要である。サンドブラスターでリサイクルしたアルミナパウダーを使用すると、異物が付着する可能性があるため、必ず新品のアルミナパウダーを使用する。

サンドブラスト処理後、技工用マイクロスコープでサンドブラスト処理の均一性を確認する。ポスト先端付近のコンポジットレジンが菲薄になる部分が、ファイバーとの間で剥離していないかをチェックする。

Point：ファイバー露出部にはサンドブラスト処理を行わないようにする。

16. 完成品の保管（図12）

十分に乾燥させたのち、予想し得ない被着面の汚染を避けるため、密閉可能な小袋に入れる。

Point：歯科技工所のサービスで「シランカップリング処理済み」としてはならない。一般的にシランカップリング処理は容易に劣化し、試適などで表面に触れると効果が損なわれる。

コアを損傷しないように、模型を破壊して取り出す方法も紹介されているが、模型との適合状態を確認できないことは大きなデメリットである。また、模型から外せないものを無理にセットしようとすると為害性のある応力が発生する可能性も否定できない。

13. エアバリアの塗布・最終重合

全方向から十分に光照射を行い、エアバリアと分離材をスチームクリーナーでしっかりと除去する。

14. 気泡の有無の確認

マイクロスコープで確認する。気泡がある場合は、修理せずに作り直す。硬化したコンポジットレジンを修理した場合は、本来の強度を得ることができない[2]。気泡がないことを確認した後、形

装着までの診療手順

1. 防湿
ラバーダムの装着が困難な場合は歯肉圧排と排唾管を用意する。

2. ポスト孔内の洗浄・乾燥
新鮮切削面に接着する直接法に比べ、間接法で必要な仮着材・仮封材は象牙質接着においてネガティブな要素であることを認識する。

仮着材・仮封材の残留がないか、乾燥が十分か、ルーペやマイクロスコープで確認する。超音波スケーラーや根管内ロータリーブラシなどを駆使して洗浄し、乾燥する。乾燥はエアブローのみでは不可能と考えたほうがよい。ペーパーポイントや根管内バキュームを使用する。

Point：乾燥は非常に重要なので、ライト付きのルーペかマイクロスコープでの確認が望ましい。ライト付きルーペの場合、ライトの光軸とレンズの向きの差が大きい製品では、ポスト孔深部の観察が難しい。

3. 試適・調整
ポスト部を調整した場合は、サンドブラスト処理とスチームクリーナーでの洗浄を行う。

Point：歯科医院にもサンドブラスターとスチームクリーナーが必要である。

4. 洗浄・乾燥
試適時の汚染除去のため、エッチング材で被着面の洗浄を行う。

5. ポスト部のシランカップリング処理
必要ないとする製品もあるが、多くの場合は必要である。

6. ポスト孔内面の接着前処理
使用する接着性レジンセメントの製品により異なる。ボンディング材が必要な接着システムを使用する場合は、液溜まりにより生じるファイバーポストレジンコアの浮き上がりに注意する。本症例で使用したスーパーボンド（サンメディカル）の場合は、表面処理材グリーンかティースプライマーを使用するため、液溜まりによる浮き上がりの心配はない。

間接法は、スーパーボンドを含むレジンセメントの使用の選択肢があることもメリットと考えられる。

7. 接着性レジンセメントの塗布
ポスト部にレジンセメントを塗布し、ポスト孔内には気泡が混入しないように注入する。スーパーボンドの場合は活性化液（液剤とキャタリストVを混合した液）を被着面に塗布してから、筆積みか練和泥の塗布を行う。

8. ファイバーポストコアの装着
ゆっくりとポスト孔内に挿入する。マージン部全周に余剰セメントが漏出することが重要である。ファイバーポストレジンコアを装着後、余剰セメントを除去し、硬化を待つ（各製品で規定されている時間を守る）。

9. 形成（図13）
フェルール効果が最大限に得られるように形成する。

10. クラウンの装着（図14）
クラウンの接着には、接着性レジンセメントを使用し、歯質とファイバーポストレジンコアとクラウンを一体化させる。

まとめ

大臼歯に関しては、大きなアンダーカットが存在する確率が高く、またポスト孔の平行性が確保できないケースが多い。この場合、方向が異なるポスト孔の方向を中空とし、平行性が確保できる部分のみを間接法で製作し、装着時に中空部分に別のファイバーを挿入するように分割コアとすると、アンダーカットやポスト孔の平行性のための歯質削除を回避できると考え、現在検証中である。

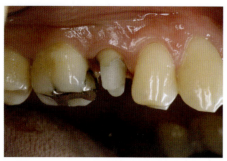

図⓭ フェルール効果が最大限得られるように形成する

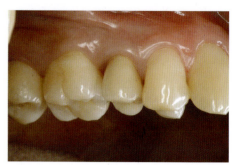

図⓮ オールセラミッククラウンを装着した術後

　日々の診療から、口腔内に金属を装着されることへの患者心理や、CT撮影時のアーチファクトなどを考えると、支台築造のメタルフリー化は自然な流れであるように感じている。

　これまでの筆者の臨床経験では、ファイバーポストレジンコアの経過は極めて良好である。そのために必要だったことは、単にファイバーポストレジンコアを使用すれば支台歯の安全性が担保されるわけではないという考え方、失活歯の治療全体の見直し、品質管理の徹底、接着技術への注意である。また、クラウンは必ずレジンセメントで接着し、クラウンとポストコア、残存歯質を一体化することも重要であったと感じている。

　MIなどの歯質温存への取り組みによって、失活歯の大幅な減少が実現するまでの間は、失活歯における残存歯質の確保とファイバーポストレジンコアによる接着支台築造がセットになって実践される可能性が高い。

　保険収載され、臨床応用の頻度が急激に増加しているファイバーポストレジンコアであるが、これからは長期経過を評価されることとなる。天然歯にはさまざまな方向に引張応力がかかるため、ファイバーの本数や配置など、まだまだ議論を重ねる余地がある。しかし、歯根破折のリスク低減が期待でき、メタルコアと比較して歯根の変色を起こさず、形成時に金属切削粉が生じないなど、一度使用すれば多くのメリットを感じるのがファイバーポストレジンコアである。

　日本の歯科医療において、ファイバーポストレジンコアが臨床術式として長く定着するためには、以上のような考えが非常に重要である。鋳造メタルポストコアや従来の金属製の既製ポスト併用のレジン支台築造とは考え方を変えるべきポイントが多々あることを認識しなければならない。

【参考文献】
1）坪田有史：接着と合着を再考する―支台築造を中心に―. 補綴誌, 4（4）：364-371, 2012.
2）久松徳子, 田上直美, 熱田 充, 川本善和, 松村英雄：間接修復用コンポジットレジン追加築盛部分の接着耐久性に及ぼすシラン処理材およびボンディング材の効果. 接着歯学, 23（2）：110-117, 2005.

根管象牙質への接着

高見澤俊樹　辻本暁正　宮崎真至
Toshiki TAKAMIZAWA　Akimasa TSUJIMOTO　Masashi MIYAZAKI
日本大学歯学部　保存学教室修復学講座

根管接着の影響因子

　支台築造における根管象牙質への接着は、歯冠部に生じた硬組織疾患の処置に用いられるコンポジットレジンの歯質に対する接着と比較すると、歯冠部歯質における注意事項と共通することがあるものの、根管内という環境やそこに至るまでの治療履歴など、多くの影響因子が複雑に交錯している（図1）。

　これらの因子を分類すると、根管象牙質という被着体因子、使用するレジンなどの材料因子、治療が行われる環境因子、これを取り扱う術者の知識や技術因子などが挙げられる。

　本項では、レジン支台築造を成功に導き、良好な予後を得るために考慮すべき事項について、根管象牙質に対する接着耐久性の獲得という観点から考えてみたい。

根管象牙質

　ファイバーポストレジンコアの接着においては、被着体となる根管象牙質の多様性を理解する必要がある。たとえば、象牙細管の本数、直径あるいは密度は歯種によって異なるものの、歯頸側1/3の歯根では根尖側1/3に比べて、約1.5倍の象牙細管数を有している。また、リン酸エッチング後の表面積は、歯頸側1/3は根尖側1/3の約2倍の表面積となると報告されている[1]。

　さらに、歯根側1/3の象牙質においては、石灰化の亢進によって透明象牙質が形成されており、接着にあたってより困難な被着体となっている。すなわち、根管象牙質の構造や年齢の影響など、生理的変化について加味する必要がある。また、根管治療に伴う象牙質の化学的変質、とくに水酸化カルシウム製剤の使用や失活に伴う水分供給の減少は、弾性係数を上昇させる因子となる。

　また、根管という形態的な制約も接着性に影響を及ぼす。たとえば、コア用レジンは重合硬化に伴って収縮するが、同時にコントラクションギャップが生じる可能性も高くなる。接着面数を被着面積によって除法することで求めるC-factorに関しては、根管内という状況を鑑みると大きな影響因子となる。また、光干渉断層撮影（Optical Coherence Tomography；OCT）を用いて、根管内へのコア用レジンの充塡状態を観察した報告[2]からは、根管内部に多数の気泡および根管壁とのギャップ形成が認められている。したがって、直接法による支台築造を行う際には留意が必要である。

　各メーカーは、コア用レジンの重合収縮応力を低減化するとともに歯質接着システムを改良する

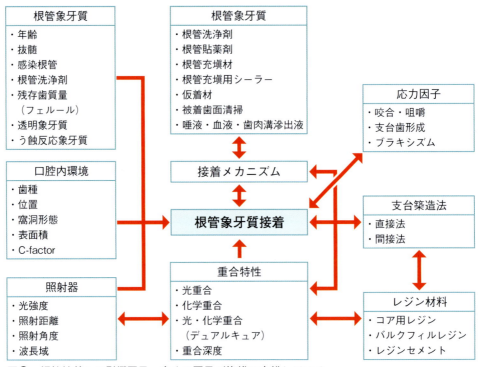

図❶　根管接着への影響因子。多くの因子が複雑に交錯している

などの努力はしているものの、臨床においては適切なファイバーポストの併用によって使用するレジンペースト量を少なくする工夫も必要である。また、根管内におけるレジンコアの接着性は、根尖方向に向かうにつれて低下することも判明しており[3]、とくに根尖付近での接着における問題は解決されていない。

根管象牙質における接着阻害因子

　根管治療を受けた歯にファイバーポストを用いた間接レジン支台築造を行った臨床調査によれば、その生存率は3～7年間までは約90%であったものの、10年後からは毎年約5％の割合でポスト部の破折あるいは脱落が生じたとされている[4]。このような不快事項が生じた理由としては、根管内象牙質への接着耐久性の低下が挙げられる。コア用レジンの機械的性質の経時的低下に関しては、その組成をより疎水性にすることなどで対処しているものの、限界があることも確かである。臨床的には、支台築造を行う際に、いかに接着阻害因子を排除するかがポイントとなる。

　根管象牙質における接着阻害因子として、根管充填材あるいは仮着材の残留が挙げられる。これらは、接着材のヌレ性を低下させるとともに、レジンモノマーの歯質への浸透性を抑制する。暫間修復物を仮着材によって象牙質に1週間装着した後、超音波スケーラーを用いて仮着材を除去した際の表面自由エネルギーを測定した報告（図2）[5]からは、いずれの仮着材においても仮着材を使用しない条件と比較して表面自由エネルギーが低下している。油性成分、とくにグリセリンが含有されている製品では、ヌレ性が著しく低下しており、これに伴って接着性も著しく低下している。接着阻害因子として仮着材を例として挙げたが、これ以外にも根管洗浄剤（過酸化水素水、次亜塩素酸ナトリウム）の残留、根管貼薬剤（フェノール製剤、水酸化カルシウム製剤）の残存、水分の貯留あるいはエアブロー時の油成分のコンタミネーションなど、多くの阻害因子が考えられる。

　接着阻害因子の除去には、機械的清掃が大切である。根管用の清掃ブラシ（図3：SDマイポストブラシ／サンデンタル）を用いて根管壁の汚れ

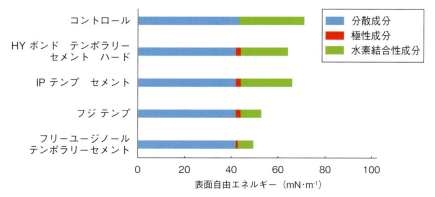

図❷ 仮着材の種類が象牙質の表面自由エネルギーに及ぼす影響。油性成分を多く含有する仮着用セメントでは、水素結合成分が減少することで表面自由エネルギーが低下する。つまり、象牙質のヌレ性が低下することを意味している

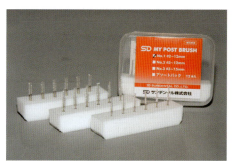

図❸ SDマイポストブラシ（サンデンタル）は3つの異なるサイズがあり、根管内の異物をスピーディに取り除ける。テンポラリーセメントなどの不純物を除去することで、接着性向上に貢献する

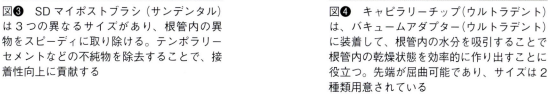

図❹ キャピラリーチップ（ウルトラデント）は、バキュームアダプター（ウルトラデント）に装着して、根管内の水分を吸引することで根管内の乾燥状態を効率的に作り出すことに役立つ。先端が屈曲可能であり、サイズは2種類用意されている

を引き剝がし、さらに超音波チップを併用することなどが推奨される。なお、根管清掃用ブラシに関しては、清掃効果を高めた新製品の発売予定があり、注目したいところである。

また、次亜塩素酸の影響を化学的に除去するためには専用の歯面処理材（アクセル／サンメディカル）などを用いるとともに、水分の除去にはキャピラリーチップ（図4：ウルトラデント）をバキュームアダプター（図4：ウルトラデント）に装着し、吸引するなどの操作を行うとよい。

接着システムの影響

ファイバーポストレジンコアには、根管象牙質接着システムを用いる製品が多い。これらのシステムは、歯面処理としてリン酸を用いるシステムと、セルフエッチングを採用したシステムに大別される。リン酸エッチングを行うエッチ＆リンスシステムでは、根管内の汚染物やスミヤー層を除去する効果は高い。しかし、水洗を必要とするところから、根管内への水分の残留や脱灰象牙質へのレジンモノマー浸透性が不十分となることなどが懸念される。

これに対して、セルフエッチングシステムは、簡便な操作性を有するとともに水洗も不要であるところから、わが国においてはこのシステムを採用している製品が圧倒的に多い。しかし、エッチ＆リンスシステムに比較して汚染物やスミヤー層を除去する効果は低く、しかも水酸化カルシウム製剤の根管象牙質への残留がある場合は、セルフエッチングの効果が減弱され、接着性が低下して

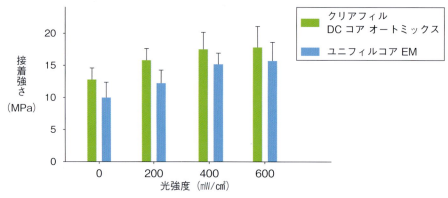

図❺ 照射強度の違いがコア用レジンの象牙質接着強さに及ぼす影響。いずれのコア用レジンシステムにおいても、光強度が低い条件では、接着強さも優位に低下することが判明した

しまうという問題がある[6]。また、近年では2液混合によってデュアルキュア機能を付加したユニバーサルタイプのアドヒーシブも臨床応用されている。さらに、化学重合型の接着システムを用いることで、初期からの接着性を高くする製品もある。これらのいずれのシステムが接着耐久性の獲得に資するかに関しては、今後の臨床知見の蓄積が望まれるところでもある。

光線照射

ファイバーポストレジンコアで直接法を行う場合は、十分な硬化深度が得られるバルクフィルタイプの光重合型コンポジットレジンとともにデュアルキュアタイプのコア用レジンが主として応用されている。いずれのレジンペーストにおいても、十分な接着性を発揮するためにはレジンモノマーの重合率が十分に高いことが望まれる。

デュアルキュアタイプのコア用レジンを用いて、照射時の光強度を0、200、400および600mW/cm²と変更した条件で象牙質接着強さを測定した（図5）[7]。その結果、いずれの製品においても照射強度400mW/cm²以上では、照射を行わない条件に比較して有意に高い接着強さを示した。この結果から、たとえデュアルキュアタイプのコア用レジンであったとしても照射光線が届きにくい根尖部付近では、アドヒーシブおよびレジンペーストが十分に重合硬化しないため、接着強さとともに耐久性が低下することが示された。

また、コア用レジン自体の機械的性質においても光線照射がない条件では、咬合圧などの外部応力が経時的に負荷されることによってポスト部の破折などの不快事項を引き起こす可能性もある。これは、デュアルキュアタイプのレジンセメントを併用する間接法レジンコアにおいてもセメントの重合不足によって生じることが考えられる。十分な光線照射によるエネルギー供給の必要性については、適切な配慮が必要である。また、臨床的な対応としては、照射器チップ先端を可及的に支台築造体へ近接させて照射することが肝要となる。これが困難な症例では、照射チップの変更、照射時間の延長あるいは多方向からの照射などで対応する。

確実な接着を獲得するために

象牙質表面に残留したテンポラリーセメントの除去法に関する研究[8]では、超音波スケーラーを用いて15秒間仮着材の除去を行った群は、仮着材を塗布していないコントロール群と比較して、合着用セメントとの接着強さは低いものの、回転式ブラシを用いて15秒間除去を行った群と比較すると、接着強さが約3〜4割程度高い値を示していた（図6）。超音波スケーラーによる清掃は、根管象牙質に付着した根管充填材や仮着材などの除去に有効であり、臨床的にも妥当な除去法とい

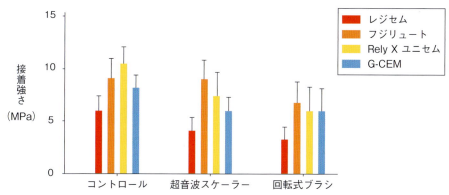

図❻　仮着材の除去法が象牙質接着強さに及ぼす影響。セメントの種類によって傾向は異なるものの、仮着材の機械的除去は接着性獲得のために必須であることが示された

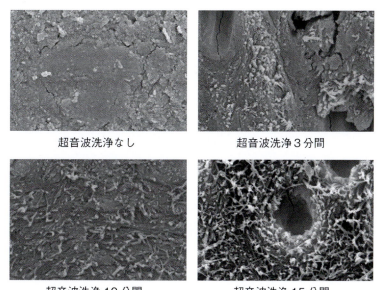

図❼　超音波洗浄が象牙質表面性状に及ぼす影響について、走査型電子顕微鏡観察で検討した。超音波のキャビテーション効果あるいは加速度によって厚いスミヤー層で覆われていたものが取り除かれた。また、10分以降では、無機質成分も取り除かれてコラーゲン線維が露出した

える。

　実験的に、象牙質試片に対して超音波洗浄を施し、経時的な形態変化を観察すると、超音波洗浄3分でスミヤー層の除去と部分的な象牙細管の開口が観察された。超音波洗浄を15分間行うと、象牙細管の開口とともにコラーゲン線維が露出した（図7）。このように、超音波によって得られるキャビテーション効果、すなわち超音波によって液体中に気泡が発生し、これが破裂することで衝撃波が生じる。この衝撃波には、象牙質に付着した汚れを除去する効果がある。さらに、超音波によって液体分子が激しく振動し、生じた加速波によってもこれが物体表面に衝突することで汚れを除去する効果が得られる。

　根管接着を成功に導くためには、操作中に被着体である根管を水分、唾液あるいは血液で汚染させないようにすることが必要である。とくに、セルフエッチングタイプの接着システムを使用する際には、アドヒーシブ中に含有されている水分の除去のためにエアブローが必要である。この点からは、坪田[9]が述べているように、歯質を削合して画一的なポスト孔を形成することは避けるべきであろう。また、ここで示された指針において「ポストの設定なし」の指標は、歯質厚径1mm以

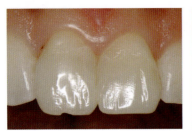
図❽a　審美性の改善を主訴として来院した。感染根管治療を行った後に、全部冠修復を行うこととした

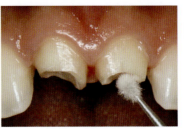
図❽b　直接法のレジンコアを行う際には、歯面処理を指示されている製品ではこれを確実に行う。被着象牙質面を擦るように塗布する

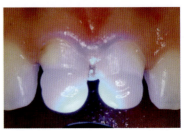
図❽c　照射器チップ先端を可及的に近接させて照射を行う。この際、十分な光エネルギーを供給する

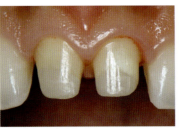
図❽d　光線照射後から支台歯形成などによって、レジンコアと歯質との接着界面には応力が負荷される。したがって、コア用レジンの初期からの高い接着強さが望まれる。この観点から、化学重合型の接着材が有利となる

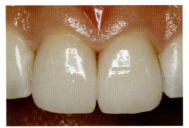
図❽e　通法に従って、完成した補綴装置を装着し、歯冠修復処置を終了する

上でフィニッシュラインからの歯質高径が2mm以上の残存歯質が2壁以上残っている場合とされている。臨床において、根管内象牙質の接着を確実にするとともに、ファイバーポストレジンコアの予後を良好にするためにも、「根管治療後の支台築造の臨床ガイドライン」[9]を参考にすべきであろう。

いずれにしても、注意すべき各事項に対して適切な対応を行うことで、予知性の高いファイバーポストレジンコアを製作でき、接着システムのポテンシャルを最大限に引き出すことができる（図8）。ぜひとも、この考えを臨床に活かしていただきたい。

【参考文献】

1) Ferrari M, Mannocci F, Vichi A, Cagidiaco MC, Mjör IA: Bonding to root canal: Structural characteristics of the substrate. Am J Dent, 13: 255-260, 2000.
2) Minamino T, Mine A, Matsumoto M, Sugawa Y, Kabetani T, Higashi M, Kawaguchi A, Ohmi M, Awazu K, Yatani H: Nondestructive observation of teeth core space using optical coherence tomography: comparison with microcomputed tomography and live images. J Biomed Opt, 20: 107001, 1-5, 2015.
3) Matsumoto M, Miura J, Takeshige F, Yatani H: Mechanical and morphological evaluation of the bond-dentin interface in direct resin core build-up method. Dent Mater, 29: 287-293, 2013.
4) Naumann M, Koelpin M, Beuer F, Myyer-Lueckel H: 10-year survival evaluation for glass-fiber-supported postendodontic restoration: a prospective observational clinical study. J Endod, 38: 432-435, 2012.
5) Takimoto M, Ishii R, Iino M, Shimizu Y, Tsujimoto A, Takamizawa T, Ando S, Miyazaki M: Influence of temporary cement contamination on the surface free energy and dentine bond strength of self-adhesive cements. J Dent, 40: 131-138, 2012.
6) 西谷佳浩，西谷登美子，糸田俊之，吉山昌宏：水酸化カルシウムペーストがセルフエッチングプライマーシステムの根管象牙質への接着強さに及ぼす影響．接着歯学，22：103-109，2004.
7) Shimizu Y, Tsujimoto A, Furuichi T, Suzuki T, Tsubota K, Miyazaki M, Platt JA: Influence of light intensity on surface free energy and dentin bond strength of core build-up resins. Oper Dent, 40: 87-95, 2015.
8) 高見澤俊樹，渡邉孝行，森　健太郎，辻本暁正，色川敦士，前田　徹，長谷川　賢，宮崎真至：仮着用セメントの除去法が合着用セメントの歯質接着性に及ぼす影響．日保誌，51：210-217，2008.
9) 坪田有史：支台築造とファイバーポストコアの現状．日補誌，9：94-100，2017.

3章

臨 床

ジーシーファイバーポストの臨床

新谷明一
Akikazu SHINYA
日本歯科大学生命歯学部　歯科補綴学第2講座
Department of Prosthetic Dentistry and Biomaterials Science, Institute of Dentistry, University of Turku

支台築造の要件

　支台築造の基本的な構造と役割は、上部構造を維持するコア部と、コア部を維持するためのポスト部で構成されている。コア部では、さまざまな方向より受ける咬合力から上部構造を維持・支持する機能が求められ、ポスト部では歯根部の応力集中を回避しながらも、繰り返し加わる力に対し、上部構造とコア部の脱離やポスト部の破壊を避ける必要がある。また、その目的として、①残存歯質の補強、②保持形態の付与、③適合性の向上、④便宜形態の付与などが挙げられる[1]。その方法には直接法と間接法があり、それぞれに適切な材料が選択される。現在まで、おもな築造材料として金属や成形材料、または成形材料と既製ポストの組み合わせが使用されてきた。近年では公的医療保険収載の後押しもあり、ファイバーポストに注目が集まっている[2]。

　ファイバーポストはガラス繊維をマトリックスレジンにて収束した構造をとり、それを芯棒として、さまざまなレジン系材料でコア部、ポスト部を製作した築造体である。そして、ファイバーポストは弾性係数が象牙質と近いため、応力集中が回避され、歯根破折を起こしにくい可能性があると考えられている[3, 4]。本項では、ジーシーファイバーポストの臨床について紹介したい。

保険適用材料である
ジーシーファイバーポスト

　ジーシー社から国内販売されているファイバーポストには、ファイバーポスト（図1）、ファイバーポストN（図2）およびMIコアファイバーポスト（図3）がある。特定医療保険材料としてのファイバーポストの定義は、①ガラス繊維を70%以上含有し、曲げ強さが700MPa以上であること、②先端部がテーパー形状であり、光透過性およびアルミニウム2mm相当以上のX線造影性を有すること、③1本が1根管相当分の規格、支台築造に用いる合釘であることなどである[5]。ジーシーファイバーポストは、それらの定義に当てはまる公的医療保険適用材料となっている。

　ファイバーポストとMIコアファイバーポストは、それぞれ直径1.2、1.4、1.6mmの3種類の太さがあり、長さ22mmで先端径は0.5、0.6、0.7mmのテーパー形状となっている。また、同じ形をしたファイバーポストドリルもあるため、適合のよいポスト孔の形成が可能である。直径14μmのEガラスを58vol%（77wt%）含有し、適度な弾性係数が再現されている。両者はマトリックスレジンが異なる以外は、ほぼ同様の性質を有しているため、

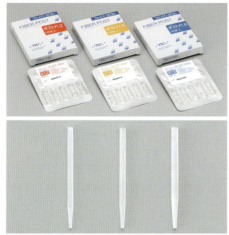

図❶　ファイバーポスト（ジーシー）。1.2、1.4、1.6mmの3種類の太さがある

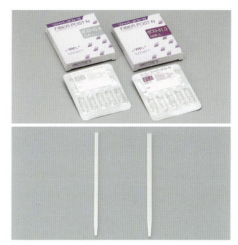

図❷　ファイバーポストN（ジーシー）。0.8、1.0mmの2種類の太さがある

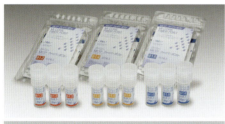

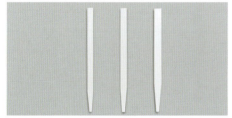

図❸　MIコアファイバーポスト（ジーシー）。ファイバーポストと同様に1.2、1.4、1.6mmの3種類の太さが用意されている

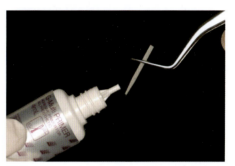

図❹　Gマルチプライマー（ジーシー）による表面処理

通常使用に関しての使い分けは求められていない。

　ファイバーポストNは、ファイバーポストのナローバージョン（直径0.8、1.0mm）として存在し、細い根管や1.6mmでは対応しきれない太い根管に対して、追加補強材としての使用が可能である。ただし、ポストの保険請求は1根管1本、臼歯は2本までしか算定できないため、ファイバーポストNにて追加補強した場合、追加分の算定は対象外である。また、どのファイバーポストも表面は未処理であるため、接着操作時にはシラン処理が求められる（図4）。

ジーシーファイバーポストを用いた直接法の術式

　ここで、保険適用材料であるMIコアファイバーポストの直接法による使用術式について紹介する。ファイバーポストを用いた支台築造は接着補強が必須である。したがって、この臨床の成功には"接着"が最も重要な要素となるため、接着阻害因子の除去と適切な表面処理を行わずして、ファイバーポストを使用することは禁忌となる。また、可能であれば、ラバーダムの併用は非常に有効となる。

　まず、支台築造に際し、根管充填が終了した患歯に対して、う蝕検知液を用いた感染歯質の除去を行う。このとき、直接法であればアンダーカッ

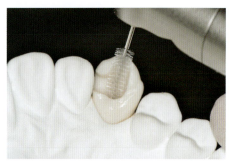

図❺ 根管内の接着阻害因子を、回転ブラシとアルミナ粉瘤併用にて除去する

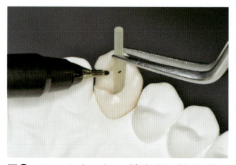

図❻ ファイバーポスト試適時に適切な長さを計測する

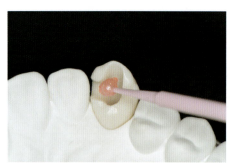

図❼ 残存しているエナメル質へのセレクティブエッチングは必須である

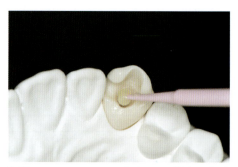

図❽ セルフエッチングボンドの塗布は十分な量を与える

トを気にせず、健康な歯質をなるべく残すように、注意深くう蝕除去を行う。

う蝕除去後は、ポスト形成を行う。ポスト深さは根尖から4㎜程度までを限度とし、根管充填材の除去を行う。このとき、根管内側壁にガッタパーチャやシーラーが残らないよう、注意が必要である。太さは、根管と適合した太さのファイバーポストドリルを用いることで決定する。ポスト形成終了後は、根管内に残った切削片や接着阻害因子をコントラアングルに装着した回転ブラシとアルミナ粉瘤とを併用して除去する（図❺）。そして、根管内にアルミナ粉瘤や水が残存しないように、十分な水洗とペーパーポイント（カラーコードペーパーポイント／ジーシー）を用いた完全な乾燥を経て、清掃が終了する。

根管内の清掃が完了した後、ファイバーポストの試適を行う。基本的には、ファイバーポストドリルと同じ太さのファイバーポストが適合するよ

うに設計されているため、まずは同じ太さのものを試適し、適合の確認を行う。試適時には必要な長さを計測し（図❻）、その後、適切な長さにファイバーポストを切断する。そして、汚染除去のために、リン酸にて洗浄し、シランカップリング処理（GマルチプライマーもしくはセラミックプライマーⅡ／ジーシー）を行う。

歯質に対しての表面処理は、まず残存エナメル質に対して、リン酸にてセレクティブエッチングを行う（図❼）。その後、ユニフィルコアEMセルフエッチングボンド（ジーシー／A液、B液を等量5秒間混和）を塗布（図❽）後、30秒間放置し、中圧エアーにて乾燥を行う。このときも、ポスト先端部の液だまりをペーパーポイント等でしっかりと除去することを忘れないようにする。乾燥後は、十分な照射時間を与えた光重合を行う。

次にユニフィルコアEMをポスト孔内に充填したのち、ファイバーポストを挿入（図❾）。所

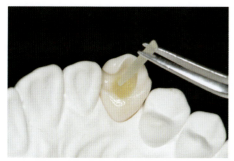

図❾　ファイバーポストの挿入。このとき、浮き上がりに気をつける

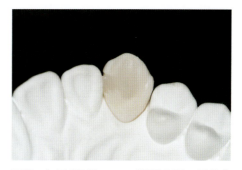

図❿　処置終了後の24時間後以降に最終成形を行うこと

定の位置に固定しながら光照射を行って、ポスト部の重合を行う。ポスト部に十分な光照射を行った後、コア部にユニフィルコアEMを追加築盛し（図10）、コア部の重合を行う。このとき，さまざまな方向から各面に対して10秒以上の光照射を行い、しっかりと重合させることがポイントとなる。

　光重合終了後は、レジンの化学重合を行う時間を与えるため、5分間放置する。その後、仮成形と暫間被覆冠の製作・装着にて作業を終了する。最終成形は、レジンの重合が終了するであろう24時間後以降に行うことで、接着界面を安静に保ち、接着強さを最大限獲得できるよう努める。

ファイバーポストレジンコアの設計

　ファイバーポストは、専用のポスト形成用ドリルが付随し、そのドリルのサイズに適合した太さのファイバーポストを接着性レジンセメントにて装着し、コア部をコンポジットレジンにて築盛するという術式であった。そのため、根管内とファイバーポストの適合が得られており、根管象牙質とファイバーポストが近接することで、支台築造の目的である歯根の補強が期待された。つまり、多くの場合、歯根部歯質にファイバーポストを直接接着することで、ガラス繊維による歯質の接着補強が成り立っていたと推測できる。

　しかしながら、再根管治療が頻繁に行われている状況を考えると、最も太い1.6mmを適合させるような症例と出合うことのほうが少なく、実際は多くのコア用レジンのなかにファイバーポストが埋没しているのが現状であると推測される。このような設計では、ファイバーポストの補強材料としての効果が得られない可能性が危惧される。言い換えると、ガラス繊維補強とは接触している材料を効果的に補強する材料であるため、ファイバーの量が補強材としての能力に大きく影響し、多ければ多いほどその補強効果も大きくなる。つまり、上記の設計では、ファイバーポストはコア用レジンの補強材料として効果を発揮しているが、歯質の補強材料となっているかは疑問となる。さらに、単根歯の挙動を考えると、側方からの荷重によって生じる断面二次モーメントに対して、歯根の構造上、中立軸に近いところに位置するポストに大きな応力が集中することは少なく、歯冠外表面の歯頸部から固定点に近い骨縁付近に高い応力やひずみが集中することとなる(図11)。つまり、中心部にファイバーポストを設置しただけでは、応力を負担・分散してくれない可能性が考えられる。

　ここで、ファイバーポストの設置位置が歯根に生じた引張応力に与える影響[6]について、三次元有限要素法を用いて解説する。対象は残存歯質

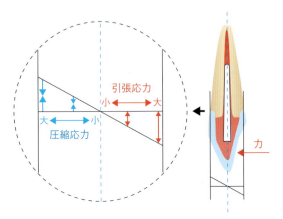

図⓫　単根歯に対する水平荷重時の力学的挙動

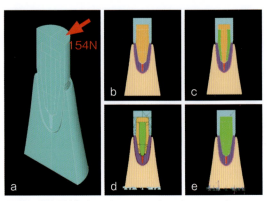

図⓬　解析対象としたファイバーポストレジンコアの各種設計。a：ベースモデル、b：コア用レジンのみ、c：外側ファイバーポスト＋コア用レジン、d：外側コア用レジン＋ファイバーポスト、e：ファイバーポストのみ

水色：歯冠用レジン、橙色：コア用レジン、緑色：ファイバーポスト、紫色：象牙質

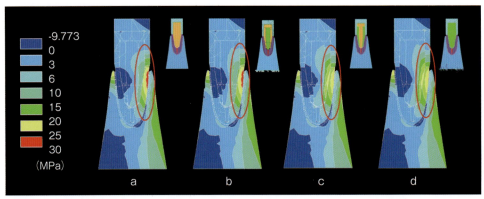

図⓭　ファイバーポストレジンコアの内部に生じた引張応力の分布。a：コア用レジンのみ、b：外側コア用レジン＋ファイバーポスト、c：外側ファイバーポスト＋コア用レジン、d：ファイバーポストのみ。赤い領域が高い引張応力を示す

の薄いロート状根管を有する単根歯とした。ポスト幅径は歯根幅2/3、ポスト長は歯根長の2/3と設定した。ポストコアの材料はレジンと単繊維のグラスファイバーを想定し、その設計は「コア用レジンのみ」、「外側コア用レジン＋ファイバーポスト」、「外側ファイバーポスト＋コア用レジン」、「ファイバーポストのみ」の4種類とした（図12）。

結果（図13）を比較すると、「コア用レジンのみ」と「外側コア用レジン＋ファイバーポスト」では、両者ともに歯根の外表面に高い引張応力（図中赤の領域）が生じており、歯質の補強効果が認められなかった。対して、「外側ファイバーポスト＋コア用レジン」、「ファイバーポストのみ」の設計では、歯根外表面に認められた高い引張応力の集中がほとんど認められず、高い補強効果が得られていることがわかる。

また、ファイバーポスト自体に着目すると、外側に設置してあるほど応力の負担が高いことが見て取れる（図13：黄色、黄緑、緑色の領域が広くなっている）。中心部にファイバーポストが設置されているものは、コア用レジンのみの設計と同じ応力分布を示し、ファイバーポストの補強効果が得

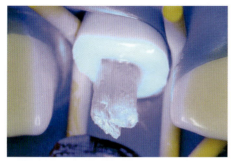

図⓮ ファイバーポストの可能な限りのボリュームアップが望まれる

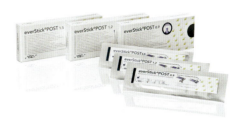

図⓯ エバースティックポスト（StickTech／日本未発売・未承認）

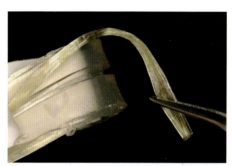

図⓰ 未重合のため、自由な形に加工できるエバースティックポスト

られていない結果となった。中立軸付近に設定されたファイバーポストには応力の分布はほとんど認められず、効率的に引張応力を分配することができないことはあきらかであり、ポスト中心部のみへのファイバーポストの配置はその効果に疑問が生じる。力学的に緩慢な領域であれば、金属製既製ポストのほうがその高い弾性率も相まって、高い補強効果が認められるかもしれない。

　この結果をまとめると、ファイバーポストの設置位置は、「外側、もしくはポスト部すべてに可能な限り多くのファイバーポストを配置することが望ましい（図14）」という、いままでの規格化された形状をもつ既製ファイバーポストでは、難しい設計が推奨されてしまう。

保険適用外材料であるジーシー関連企業のファイバーポスト

　ジーシー関連企業であるフィンランド、StickTech社製のエバースティックポスト（図15／日本未発売・未承認）は、ガラス繊維をマトリックスレジンにて収束させ、未重合の状態で使用できるファイバーポストである。その特徴は未重合であるため、ファイバーポストの量と形を自由に付与できるところにある（図16）。ポストの太さや長さに応じて追加や形態を変えることも可能であり、支台築造の利点の一つである歯軸の変更も可能とする。また、ジーシーファイバーポストへの追加も可能であり、必要に応じてフレキシブルに使用可能な（日本では）新しいファイバーポストといえる。

　エバースティックポストは、直径0.9、1.2、1.5mm、長さ20mmとなっており、未重合の状態でパッケージされている。ポスト自体が透明であることから、光透過性も高く、太いポストとなったとしても先端部への透過光が確保されており、高い重合と接着の獲得が期待できる[7]。歯軸の変更が必要な前歯や太いポストを有する単根歯の症例に対しては、理想的なファイバーポストの設計が可能となる。エバースティックポストとジーシーファイバーポストを併用した一症例を紹介する（図17～33）。

　単根歯に対して、広い髄腔を有し、あまりポスト孔が必要とされない髄腔保持型[8]の支台築造

エバースティックポストとジーシーファイバーポストを併用した症例

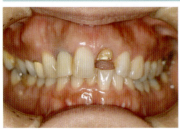
図⓱ 初診時の口腔内正面観。歯内治療終了後に補綴科へ紹介があった

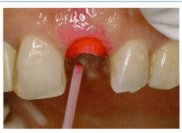
図⓲ う蝕検知液を使用して感染歯質の除去を行う

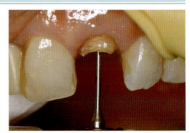
図⓳ 感染歯質除去後、根尖部ガッタパーチャ4mmを残してポスト形成を行う

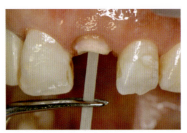
図⓴ ポスト孔の十分な洗浄・乾燥の後、ジーシーMIコアファイバーポストの試適

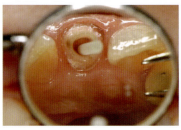
図㉑ ポスト径に対してファイバーの量が足りないことが見てとれる

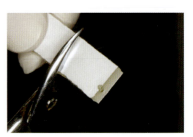
図㉒ ファイバーの追加。エバースティックポストを必要な長さに切断する

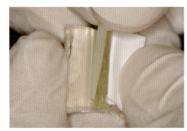
図㉓ エバースティックポストをMIコアファイバーポストに追加していく

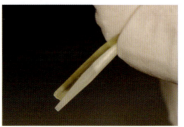
図㉔ ポスト孔と適合するよう、必要な太さになるまでエバースティックポストを追加をする

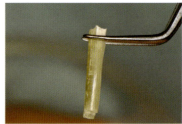
図㉕ 十分な太さが得られたカスタムファイバーポストの完成

が可能である大臼歯には、異なる設計が求められる。ポストがコアの維持に効果的ではなく、その必要性が薄ければファイバーポストの存在意義が問われることとなる。成書においても、垂直的な荷重が支配的な大臼歯においては、前歯部に比べて曲げ強さの劣る材料の使用も認められていることなどから、単根歯とは異なった発想が求められている。

　ジーシーから発売されているエバーXポステリア（図34、35：日本未発売／未承認）は、深い窩洞に対するバルクマテリアル（図36）として広く海外で使用されている。その組成は短く裁断されたガラス繊維をマトリックスレジンにて収束させた材料である。言うなれば、ファイバーをフィラーの代わりに補強材料としたコンポジットレジンとも解釈できる。その特徴[9〜16]は、高い破壊靱性値と深い重合深度、クラック防止性にある。また、ボンディング材を介して象牙質と良好

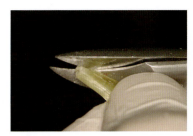
図㉖ ポスト先端部の追加ファイバーを切断しテーパーを付与する

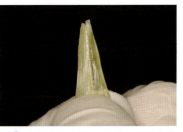
図㉗ カスタムファイバーポストの形態修正が完了。この時点で重合でき、装着時にコア用レジンと同時に重合することも可能である

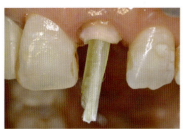
図㉘ カスタムファイバーポストの試適

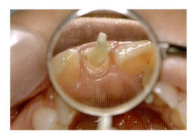
図㉙ ポストとカスタムファイバーポストの適合をチェックする。余分なスペースがないことに注目

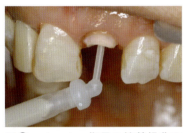
図㉚ メーカー指示の接着操作の後、ユニフィルコアEMを根管内に充填する

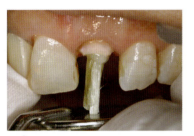
図㉛ カスタムファイバーポストを挿入する。このとき、カスタムファイバーポストはポスト孔と同じ形態をしているため、挿入位置に注意する。また、未重合レジン同士の結合による接着のため、エバースティックポスト表面へのシラン処理は必要としない

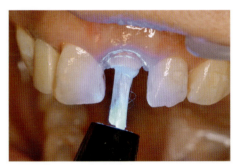
図㉜ 唇、舌、切縁方向からの十分な光照射後（40秒以上）、コア部にレジンの追加を行い、同様の方法で重合を行う

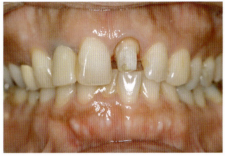
図㉝ 仮形成後、テンポラリークラウンを装着して支台築造を終了する。最終成形は24時間以上経過後に行う

な接着性を示し、形態付与性や切削性もよい材料である。直接法を想定して設計された材料であるが、間接法にも使用でき（図37〜41）、大臼歯の支台築造材料として期待されている。

　歯の解剖学的な材料構成は、外表面に硬く無機質なエナメル質と内部に有機質に富んだ弾性体である象牙質によって作られている（図42）。進化の過程を経て最適化を繰り返した結果、完成された歯の構造は補綴処置を行うに際しての材料選択の指標となり得る。そのバイオミメティックな視

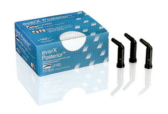
図❸❹ エバーXポステリア（ジーシー／日本未発売・未承認）

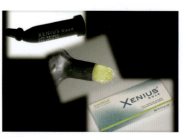
図❸❺ 旧パッケージのエバーXポステリア（日本未発売／未承認）。短繊維強化レジン（short fiber reinforced resin composite：SFRC）の外観

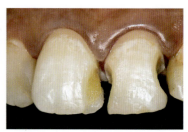
図❸❻ エバーXポステリアを用いたコンポジットレジン直接修復の一例（1 象牙質相当部に使用）

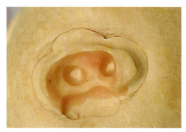
図❸❼ エバーXポステリアとエバースティックポストを併用したファイバーポストレジンコアの作業用模型

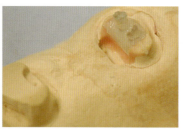
図❸❽ ポスト部はエバースティックポストにて構成する

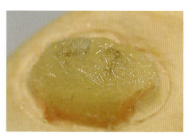
図❸❾ コア部にエバーXポステリアを築盛する

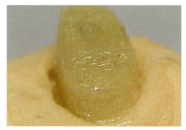
図❹⓿ エバーXポステリアとエバースティックポストを併用したファイバーポストレジンコア

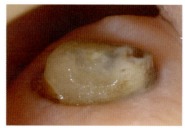
図❹❶ 装着後の口腔内

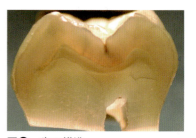
図❹❷ 歯の構造

点から、支台築造に対して象牙質に代わる内部構造として期待できる本材料を推奨したい。

本材料をコア用レジンとして使用した場合には、ファイバーポストの併用は必要なく、直接法・間接法を問わずに筆者の臼歯部用コア材として必須のマテリアルとなっている。接着に対して特別な処置は必要なく、従来のレジンの接着技法に即して行えば、十分な接着力が得られる。

最後に、エバーXポステリアを使用した大臼歯の直接法、髄腔保持型ファイバーポストレジンコアの一症例を紹介する（図43〜45）。

おわりに

ジーシー社の保険適用・保険適用外のファイバーポストについて、歯質の補強という観点から、その設計理念を紹介した。ファイバーポストは引張応力が発生する場所に積極的に設置し、側方力を繊維方向に分散させ、支台築造の目的である歯質の補強を確立できるような設計が求められ、バイオミメティックな観点からは内部構造を司る材

エバーＸポステリアを使用した大臼歯の直接法支台築造（髄腔保持型ファイバーポストレジンコア）

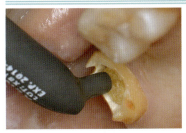
図㊸ エバーＸポステリアの充填。コンピュールにて窩壁に押し付けるように充填する

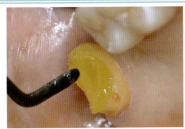
図㊹ 余分なガラス繊維を押し付けるようにマトリックスレジンになじませ、形態を付与する

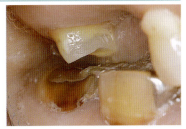
図㊺ 支台歯形成完了時の頬側面観。光照射の後、仮成形を行い、テンポラリーの製作・仮着にて支台築造を完了する。最終成形は24時間経過以降に行う

料として、象牙質のような弾性に富んだマテリアルの選択が重要であるといえる。しかしながら、患者の歯根の状態は千差万別で、それぞれの状況にフレキシブルに対応することが求められる。ガラス繊維補強の最大の利点である"オーダーメイド"の設計を使いこなすことで、個々の症例に最適なファイバーポストレジンコアを施すことが、この臨床の醍醐味ではないであろうか。

最後に、どのような新しい材料・設計が啓蒙されたとしても、支台築造に求められるものは永遠に変わらない。

【参考文献】

1) 曾田雅啓：支台築造．曾田雅啓ほか．第2版冠橋義歯補綴学テキスト．永末書店，2017：80-81．
2) 峯 篤史，矢谷 博文：いま、支台築造に求められるもの－歯をまもり、補綴装置を長持ちさせるための接着時代の支台築造 補綴処置から考える支台築造へのアプローチ 支台築造法にみる歯根破折防止の臨床ポイント．日本歯科評論，76：59-72，2016．
3) 高橋英和：支台築造歯の歯根破折のメカニズム．補綴誌，45：669-678，2001．
4) Lassila LVJ, Tanner J, Le-Bell AM, Narva K, Vallittu PK：Flexural properties of fiber reinforced root canal posts. Dental Materials, 20：29-36, 2004.
5) 公益社団法人日本補綴歯科学会：保険収載されたファイバーポストを用いた支台築造の診療指針．hotetsu.com/files/files_204.pdf
6) 新谷明一，横山大一郎，バリット ペッカ：ファイバーポストを応力解析・最適設計から考える －バイオミメティックデザイン－．日歯理工誌，31:229-232，2012．
7) 新谷明一，横山大一郎，バリット ペッカ：ファイバーポストの設計を考える．日歯理工誌，31: 507-510，2012．
8) 坪田有史：支台築造とファイバーポストコアの現状．日補綴会誌，9：94-100，2017．
9) Garoushi S, Vallittu P, Shinya A, Lassila L：Influence of increment thickness on light transmission, degree of conversion and micro hardness of bulk fill composites. Odontology, 104：291-297, 2016.
10) Garoushi S, Kaleem M, Shinya A, Vallittu PK, Satterthwaite JD, Watts DC, Lassila LV：Creep of experimental short fiber-reinforced composite resin. Dent Mater J, 31：737-741, 2012.
11) Bijelic J, Garoushi S, Vallittu PK, Lassila LV：Fracture load of tooth restored with fiber post and experimental short fiber composite. Open Dent J, 29：58-65, 2011.
12) Bijelic J, Garoushi S, Vallittu PK, Lassila LV：Short fiber reinforced composite in restoring severely damaged incisors. Acta Odontol Scand, 71：1221-31, 2013.
13) Lassila LV, Garoushi S, Tanner J, Vallittu PK, Söderling E：Adherence of Streptococcus mutans to Fiber-Reinforced Filling Composite and Conventional Restorative Materials. Open Dent J, 4：227-232, 2009.
14) Tsujimoto A, Barkmeier WW, Takamizawa T, Watanabe H, Johnson WW, Latta MA, Miyazaki M：Relationship between mechanical properties and bond durability of short fiber-reinforced resin composite with universal adhesive. Eur J Oral Sci, 124：480-489, 2016.
15) Tsujimoto A, Barkmeier WW, Takamizawa T, Latta MA, Miyazaki M：Mechanical properties, volumetric shrinkage and depth of cure of short fiber-reinforced resin composite. Dent Mater J, 35：418-424, 2016.
16) Tsujimoto A, Barkmeier WW, Takamizawa T, Latta MA, Miyazaki M：Bonding performance and interfacial characteristics of short fiber-reinforced resin composite in comparison with other composite restoratives. Eur J Oral Sci, 124：301-308, 2016.

ファイバーポストレジンコアのための術前処置
歯の移動の応用（フェルールの獲得）

本橋昌宏
Masahiro MOTOHASHI
東京都・本橋歯科医院

残根歯を救おう！

歯冠補綴装置の脱落を主訴に患者さんが来院されることが多々ある。この場合、歯肉縁下カリエスや歯の破折などが原因であったりするが、患者さんは脱離した補綴装置をティッシュペーパーなどに包んで持参すれば、必ず再装着してもらえるものと思い込んでいることが多い。しかし、X線写真撮影を行うと、残存歯の条件が不良なために再装着が叶わず、さらには抜歯を選択しなければならない場合もある。それを患者さんに伝えるときは、とても残念な瞬間である。

しかし、歯の移動（MTM）ができれば、いままで保存に苦慮した歯を救うことができ、清掃性が良好かつシンプルな補綴設計を考えることも可能である。ひいては患者さんの歯を長期的に残すことも可能になり、臨床の質の向上にも繋がると考えられる。また、最近ではメタルコアに代わって、ファイバーポストと接着性レジンセメントを用いることで、条件の悪い歯でも長期保存が可能になっている。

本稿では、補綴前処置として筆者が行っている、フェルールエフェクト（Ferrule effect）を得るための歯の移動の処置である挺出（エクストルージョン）について、これまで抜歯の適応となっていた歯を、ファイバーポストによって保存に努めた症例を通して考えてみたい。

挺出の適応症と選択基準

補綴前処置としての挺出の適応症として、
①歯肉縁下う蝕
②穿孔（ただし、歯肉縁下数mmの部位）
③歯冠の歯根に及ぶ破折
④補綴装置の維持不良となり得る残存歯質不足
などが挙げられる。

また、次の条件が満たされているかどうかの確認が必要である。
①患者さんへのインフォームド・コンセントが十分取れていること
②挺出後、補綴治療が可能なこと
③根管治療が可能なこと
④歯根に十分な太さがあり、術後の臨床的歯冠歯根比が1：1以下にならないこと
⑤歯根に癒着や極端な彎曲がないこと
⑥歯周組織（とくに歯槽骨）が健全であること
⑦歯の移動の際の固定源がしっかり確保できること

以上の選択基準はあくまで一般的な考え方であり、経験や症例によって変化させる必要がある。術者による診査・診断が重要である。

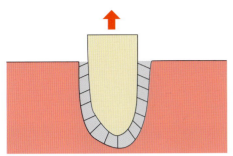

図❶ 挺出における歯の移動は、理論上、歯根膜に掛かる力は牽引力のみである

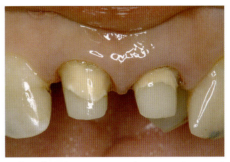

図❷ 十分なフェルール（フィニッシュラインから健全歯質の高さ1.5〜2mm）の獲得が、その後の補綴の良好な長期経過を得るための最重要条件になる

挺出の特徴

　矯正力には、一般的に最も歯の移動に適している力が存在し、これを最適矯正力と呼ぶ。Ricketts[1]らは、歯の移動に際して圧力が加わる単位面積あたりの最適矯正力を100g/cm²と理論づけた。しかし、挺出は他の歯の移動とは異なり、理論上は圧迫側がなく、歯根表面には牽引側しか存在しない歯の移動である（図1）。移動も速いため、感染がない健全な歯根膜であれば、歯は再植や移植にも十分適応できることがわかっている。つまり、最適矯正力より強い力で挺出を行っても、十分適応が可能である。

挺出の術式

　いわゆる全顎的な矯正治療において、低位歯を咬合に参加させる場合などに用いる方法とは異なり、残根などの補綴前処置のための挺出の場合は、歯の周囲の骨添加が起きないように歯槽窩から歯を引き抜くようにするため、最適矯正力よりも1.5倍程度の強い矯正力により、歯の移動を行うのが適正と考えられる。

　最適矯正力は、前歯・小臼歯では約30g、大臼歯では約70gとされている。補綴前処置としての挺出を行う場合、前歯・小臼歯部で50g、大臼歯部では100g程度の力をかける。

　挺出量については、残根歯の場合、生物学的幅径（biologic width）とフェルールの量を鑑みて決定する。仮に健全歯質が歯肉縁下で骨頂部の高さにある場合、生物学的幅径＋フェルールの分、つまり最低3〜4mmは挺出させることになる。治療期間は1〜2週間ごとに患者さんに来院してもらい、矯正力の活性化を行い、約6〜8週間程度で終了するのが目安である（図2）。このときのテクニックとして、患者さんが再来院するたびに浸潤麻酔下で歯周靭帯の切断を行うことで、歯周靭帯による後戻りの力が遮断でき、挺出の速度が増加する。しかし、来院ごとに浸潤麻酔を行うことや細菌感染など、患者さんのリスクを考慮しなければならない。

　また、X線所見より残根歯の周囲に骨縁下欠損が存在する場合は、最適矯正力より弱い力で時間をかけて挺出させる必要がある。これは、感染によって歯周組織が脆弱になっていると考えられるためである（図3）。

　挺出を行うと、歯根膜により骨が誘導されて骨頂部が増加し、付着歯肉の歯冠側への増加が起こる。また、X線写真においては、歯根膜によって骨が誘導されるまで根尖部に骨の陰影像が認められる。したがって、保定は歯根膜線維、歯槽上線維の緊張がなくなってから再配列し、根尖部に骨が誘導されてから陰影像が消失するまで行うのが

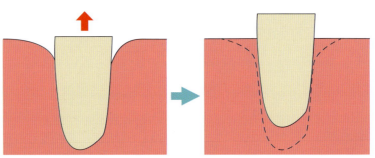

図❸ 4壁性骨欠損などが挺出する歯に存在する場合は、歯周組織検査などで感染の有無を診査し、感染が認められる場合は、通常より弱い持続的な力で挺出を行い、骨縁下欠損への対応も同時に行う

確実であるが、通常は移動期間と同等かそれ以上といわれている。

挺出を行った後は、以下の理由により歯周外科処置が適応される場合がある。

①挺出により歯周靱帯に後戻りをさせるような働きが残るため（保定のため）
②挺出により歯根膜が骨を誘導し、骨頂部に骨の添加が認められるため
③とくに前歯部の場合、歯頸線の不揃いが発生し、審美障害が生じるため

挺出終了後はすみやかに保定に入る。できるだけ早期に歯周外科処置を行い、必要であれば骨削除、挺出部に骨が誘導されないように、歯根膜線維の除去を目的としたルートプレーニング、付着歯肉喪失防止のための歯肉弁根尖側移動を同時に行う。

症例

症例1

患者：32歳、男性
初診：2014年4月12日
主訴：左上の歯が噛むと痛む

以前より当院にてメインテナンス中の患者さんである。食事中に左上の歯が噛むと痛みが出るようになり来院。の補綴装置がグラグラと動いていた。歯肉縁下にて頬側歯質が破折をしていたため、浸潤麻酔下にて補綴装置と破折歯質を除去した（図4、5）。

歯根歯冠比が不良になるデメリットがあるが、患者さんの年齢を加味し、幸い歯根長が確保できる状況であったため、歯内療法を行い、挺出後、生物学幅径とフェルールの確保、保定のために歯周外科処置を行うことを計画した。

歯内療法後、両隣在歯に0.9mmのクラスプワイヤーを屈曲し、スーパーボンドにて接着した（図6）。このとき、対合歯により矯正装置が壊されないように、対合歯とのクリアランスを十分とっておくことが重要である。根管内には同じく0.9mmのクラスプワイヤーを屈曲して挿入するが（図7）、挺出終了後に除去することを考え、筆者はリン酸亜鉛セメントを用いている。除去時は超音波スケーラーを用いてセメントを崩すように行うと容易である。また、エラスティック（図8）によって挺出させる歯に回転力が加わらないような配慮も必要である（図9、図10a、b）。

矯正力の活性化を2週間ごとに、歯牙移動を約2ヵ月間行い、早期に歯周外科処置を行った。保定期間は前述のように、移動期間またはそれ以上といわれているが、歯周外科処置後3ヵ月を保定期間とし、同時に歯肉の治癒期間とした。その後、間接法にてファイバーポストを装着後、最終補綴装置装着を行った（図11、12）。

症例1（挺出後、単冠として補綴する場合）

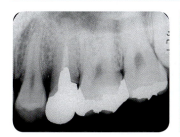
図❹　初診時のX線写真

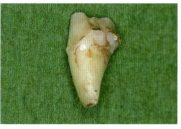
図❺　除去した破折歯質。頬側歯質は歯肉縁下3mmほど破折していた

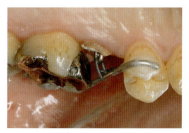
図❻　挺出開始時。両隣在歯に渡すクラスプワイヤーの位置づけは、対合歯とのクリアランスが重要である

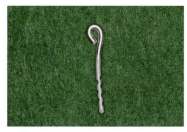
図❼　根管内に挿入する屈曲ワイヤー。0.9mmのものを用い、刻みを入れてサンドブラスト処理を行う

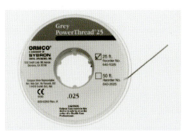
図❽　筆者が用いるエラスティック。パワースレッド（Ormco社）。本症例では.030グレーを使用した

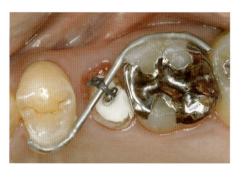
図❾　矯正装置の咬合面観。両隣在歯に接着したワイヤーの方向と、根管内に装着した屈曲ワイヤーの方向に着目してほしい

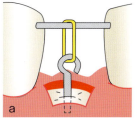
図❿　挺出させる歯には回転力が加わらないようにする。a：バーとフックの方向が平行になっているため、ゴムの収縮力は垂直方向にだけ加わる。b：バーとフックの方向が90°曲がった位置に作られているため、ゴムの収縮力にねじれが加わる。歯根の回転は後戻りしやすく、注意が必要となる

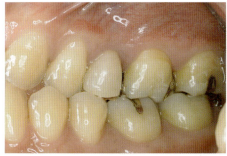
図⓫　最終補綴装置装着後、約2年経過した口腔内。歯の移動を行った|5は歯肉を含めて安定している

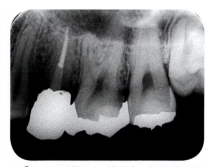
図⓬　同時期のX線写真。挺出後の骨の状態も安定している

079

症例2（挺出後、ブリッジの支台歯として活用する場合）

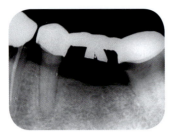
図⓭ 「4は歯肉縁下にて近心歯質が破折している

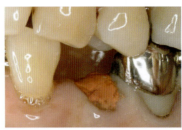
図⓮ 補綴装置と破折歯質を除去して、グラスアイオノマーセメントにて仮封した

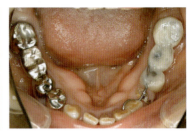
図⓯ 左下臼歯部にはブリッジのプロビジョナルレストレーションが装着され、挺出のための装置が組み込まれている。3舌側にはスーパーボンドにてワイヤーが接着されている

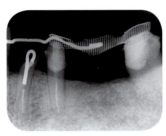
図⓰ 挺出開始時のX線写真。4直上に渡したワイヤーに、わずかであるがエラスティックのズレを防止するための刻みが入れてある

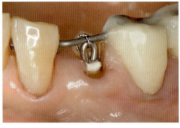
図⓱ 歯の移動2ヵ月後の状態。保定のため、エラスティックをリガチャーワイヤーに交換。隣在歯との歯頸線の位置の変化に着目されたい

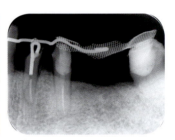
図⓲ 挺出終了時のX線写真。挺出によって4の根尖と5根尖との位置関係に変化が起きたことに着目されたい

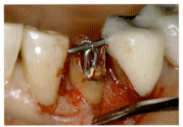
図⓳ 骨削除、歯根膜線維の除去・保定のため、歯周外科処置を行う

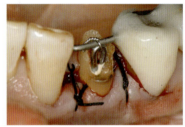
図⓴ フェルールの獲得を確認しながら縫合を行う

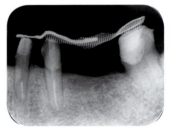
図㉑ 4には間接法にてファイバーポストが装着された

症例2

患者：64歳、女性

初診：2016年5月2日

主訴：左下の金属が揺れて痛む

20年以上前に装着した補綴装置が揺れて痛むとのことで来院。X線写真撮影を行うと、の近心の歯質が歯肉縁下にて破折しており（図13）、それが動揺の原因であった。当日、浸潤麻酔を行ったうえで補綴装置と破折歯質を除去し、グラスアイオノマーセメントにて仮封した（図14）。

破折は歯肉縁下であるが、幸い浅く、近心骨頂部付近で歯質が破折しており、歯根はブリッジの支台として十分に機能させることが可能であると考えた。このケースも再根管治療を行い、挺出後、生物学的幅径とフェルールの確保、保定のため歯周外科処置を行うことを患者さんに提案し了解を

症例3（挺出後、審美的要素が要求される場合）

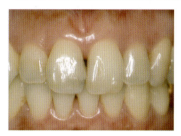
図❷ 51歳、女性。|2の動揺を訴えて来院

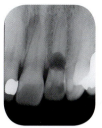
図❷ 骨頂部付近に大きな歯根の吸収像を認める

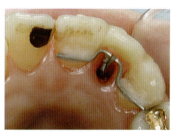
図❷ 条件は良好ではないが、歯根長があったため、挺出により保存を試みる

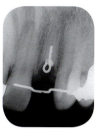
図❷ 挺出開始時。かなりの挺出量が必要であることがわかる

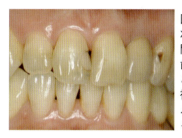
図❷ 治療後13年の状態。矯正の治療期間は2ヵ月。挺出後、歯周外科処置を行うことで歯頸線を揃え、補綴装置のフェルールの獲得を行っている

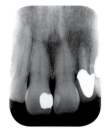
図❷ 挺出させた分、もとの歯根より細くなっているので、審美的に治療するには補綴装置をオーバーカントゥアに仕上げ、ブラックトライアングルを閉鎖するためロングコンタクトを付与する必要がある

得た。

　左下臼歯部には不適合な補綴装置が装着されており、その支台歯はう蝕も発生していたため、う蝕処置、歯内療法を行い、ワイヤーを用いてMTM装置を組み込んだプロビジョナルレストレーションを製作した。長期の使用に耐えられるように、ブリッジ咬合面にはメッシュ板を埋め込んで補強して歯の移動を開始した（図15、16）。

　活性化のために2週間ごとにエラスティックの交換を行い、約2ヵ月間歯の移動を行った。ただちに保定のためのエラスティックをリガチャーワイヤーに交換した（図17、18）。骨削除、歯根膜線維の除去および保定のため、早期に歯周外科処置を行い、歯肉の治癒を待った（図19、20）。歯肉の治癒を待つ間に、間接法にてファイバーポストの装着を行った（図21）。

まとめ

　フェルールの獲得のために、挺出を行わずに外科的歯冠延長術（クラウンレングスニング）のみを行う術式もあるが、この場合は、術後に隣在歯との骨レベルおよび歯頸線の不揃いが生じてしまう。したがって、補綴装置装着後の審美障害や、清掃性の難易度が上がり、メインテナンス不良を惹起するというデメリットが考えられる。連続した多数歯にわたる処置の場合は、挺出が必要ない場合もあるが、患者さんの時間的経済的負担や口腔内の諸条件を加味したうえでの術式の判断が必要と考えられる。

　以前より、この術式を用いることで残根歯の長期保存が可能であったが、大きな欠点があった。挺出によって、歯根膜表面積が減少し、歯冠歯根比が術前より不良になる点である。これにより、術後数年経過すると、ブラキシズムを抱える患者さんなどにおいて歯根破折を生じ、残念ながら抜歯せざるを得なくなるケースも経験している。一方、メタルコアによる支台築造では、術後、抜歯に至るような歯根破折を起こしていたケースで

も、フェルールを十分獲得させ、ファイバーポストを使用することで、歯根破折を防ぎ、長期保存に役立っている臨床実感がある。

挺出後、ファイバーポストにて築造する際の注意点としては、挺出後の歯根は通常の歯根より、径が小さくなっている場合が多く、必ずX線写真にて、根管形成の太さ、長さを十分に確認する必要がある。また、ファイバーポストとは直接は関係ないが、挺出において注意しなければならない点があるので付け加える。とくに前歯部（審美性を考慮しなければならない部位）の挺出を行う場合、歯根は根尖に向かうにつれ細くなっていることから、挺出後は本来の歯根よりも細くなる。そのため、補綴装置の歯冠形態は工夫が必要で、補綴装置にオーバーカントゥアを付与する点と、ブラックトライアングルを閉鎖させるために、ロングコンタクトエリアを付与する点が重要となる（図22〜27）。

現行の健康保険制度では、挺出による歯の保存にかかわる処置は評価されていない。平成26年に通知された通則21により、歯冠修復処置において保険診療のなかで自費診療との混在が認められるのは、支台築造以降の自費の補綴装置のみと規定されている。保険→自費→保険のようなモザイク型の診療は混合診療と判断され、現状では禁止されている。

今回提示した症例も、当該歯に対する「挺出」以降の処置は、すべて自費診療として行っていることをつけ加えておく。

【参考文献】
1）Ricketts, RM, et al. : Forces used in bio-progressive therapy, Bioprogressive therapy book I. Rocky mountain orthodontics, 93-109, 1979.
2）百瀬 保：MTMチェアーサイドマニュアル. 148, 日本歯科評論社, 東京, 1995.
3）森 克栄, 高橋和人（編）：INTENTIONAL EXTRUSION ―意図的挺出の現在―. グノーシス出版, 東京, 1-60, 1997.
4）与五沢文夫（編）：DENTAL MOOK 歯牙移動. 医歯薬出版, 東京, 1989.
5）小濱忠一：前歯部審美修復 天然歯編 難易度鑑別診断とその治療戦略. クインテッセンス出版, 2007.

ファイバーポスト使用上の注意点①

天川由美子
Yumiko AMAKAWA
東京都・天川デンタルオフィス外苑前

本項では、接着を活かした臨床の実際のうち、その使用上の注意点を、ファイバーポストを複数本使用する症例に沿って解説する。

ファイバーポストを使用する症例のポイント

まず、ファイバーポストを使用する症例のポイントを再度まとめてみたい。

1. ポストとポスト孔

ポストは、単にコア部を保持するために必要なのであり、歯冠部の残存歯質が十分に残っている場合には必要はない。ファイバーポストレジンコアに関しては、ポスト孔は接着操作の点からあまり長いのは好ましくないと考えている。

2. 残存歯質の厚み

全周に1.0mm以上あることが望ましい。この構造によって、くさび効果に抵抗し、歯根の破折防止を期待する。

すでにクラウンが装着されているような場合は、支台築造を行う際に前もってクラウンの概形成を行っておく。残存歯質の少ない症例では、事前に支台歯形成することで築造前に十分な歯質の厚みが認識可能となり、必要に応じてポスト孔を長くしたりアクセサリーポストを追加する。

3. フェルール(歯冠部の残存歯質の高さ)の基準

修復物のマージン上の歯質をできるかぎり残し、フェルール効果を発揮させることは非常に大切である。その高さは、接着性の材料、すなわちレジンコアを用いた場合でも最低1.0mm必要である。とくに、引張り側である上顎前歯口蓋側は確実なフェルールがほしい。

4. ファイバーポスト

ファイバーポストは、接着操作の直前に清掃して必ずシラン処理を行う。唾液のついたグローブで持ったりすると表面が汚染され、接着力の低下に繋がる。

必要な本数の判断

1. ファイバーポストが必要な症例

- 歯冠部歯質(コア部の歯質)が十分にないクラウン修復予定歯
- 残存歯質の厚みが1mm以上ある
- フェルールが全周1mm以上ある
- ラバーダム防湿が可能

2. ファイバーポストが複数本必要な症例(図1)

- コア部のレジンの量が多い
- すでにメタルコアなどが装着されていたような漏斗状根
- 小臼歯・大臼歯などで、歯冠部残存歯質量が少

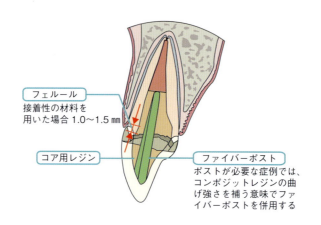
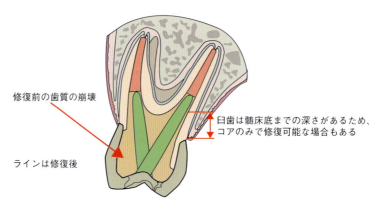

図❶　ファイバーポストを複数本使用する症例（参考文献[1]より引用改変）

ファイバーポストレジンコアの失敗

ファイバーポストレジンコアの脱離

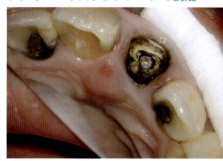
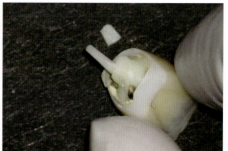
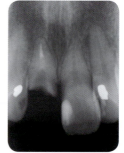

図❷　ファイバーポストごと引き抜け、歯頸部歯質も一部破折していた

図❸　図2のデンタルX線写真

ない症例

以上を踏まえて、症例をとおして治療ステップを解説する。

ファイバーポストレジンコアの失敗

図2～9に、ファイバーポストレジンコアの失敗症例を示す。

すべて前歯部で歯根破折は防止できており、再修復可能であった。失敗は、ファイバーポストだけが引き抜ける、ファイバーポスト自体の破折、コア部の破折、その他間接法で製作されたと思われるファイバーポストコアごとの脱離などである。原因として、残存歯質が薄い、フェルールや接着不足が考えられる。コア部の破折に関しては、

コア部の破折

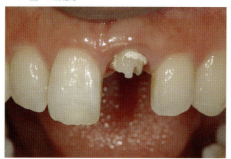

図❹ ファイバーポストが短かったためか、コア部のみ破折した

歯頸部での破折

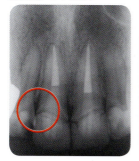

図❺ ファイバーポストを2本使用していたが、プロビジョナル装着後、矯正治療を行って矯正力をかけていたためか、コア部の亀裂を認めた

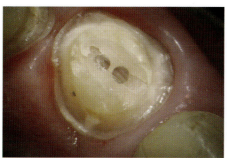

図❻ 除去すると、歯質とコア用レジンが接着していない部分があることがわかる

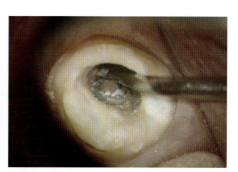

図❼ レジンコアを除去すると、二次う蝕を確認した。徹底的に除去

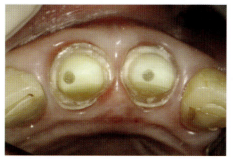

図❽ 再修復後、ファイバーポストは各歯2本使用。メインポストはギリギリまで長くし、アクセサリーポストはコア用レジン内に留めた

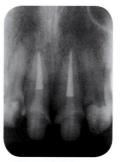

図❾ 再修復後

ファイバーポストの歯冠部の長さが短かった。

　ファイバーポストは、コア部の曲げ強さを補ううえで必要である。したがって、できるだけ支台歯長ぎりぎりまでの長さがほしい。また、とくに歯頸部を補強したいと考える。

　このような経験から、筆者はコア用レジンが多くなるような場合は、複数本のファイバーポストを使用している。

ファイバーポストレジンコア製作のステップ

　以下に、ファイバーポストレジンコアの製作ステップとポイントを示す（図10〜13）。

1. ラバーダムとクランプ

　ファイバーポストを複数本使用するような症例は、歯冠部残存歯質が少なくなっているものがほとんどである。防湿を怠ると、接着力も著しく低

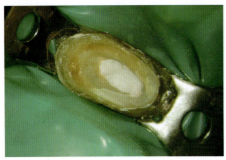

図⑩　小臼歯には、前歯部用のクランプを使用することが多い

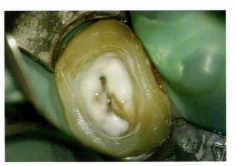

図⑪　根管充填当日にファイバーポストレジンコアを行わない場合は、処置当日に改めてラバーダム防湿を行い、徹底的に仮着材を除去する

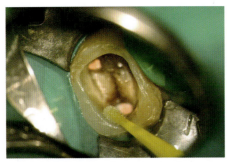

図⑫　根管治療前に作った隔壁の部分には、シラン処理剤を塗布する

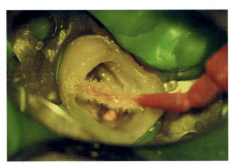

図⑬　コア用レジンに付属の前処理剤を、フェルール部にとくにしっかり塗布する

下するため、ラバーダム防湿が望ましい。フェルールが少ない場合は、小臼歯や大臼歯であっても前歯部用のクランプを使用することがある[2]。

2. コア用レジン

コア用レジンは、同じメーカーの付属の前処理剤を使用する。使用するチップの先は、細いほうが気泡の混入が少ない。

3. ファイバーポスト

ファイバーポストを試適して、サイズを決定する。あらかじめ、適切な長さにカットしておき、試適したファイバーポストを使用する場合は、再度消毒し、シラン処理を行う。複数本使用する場合、メインポストとアクセサリーポストの挿入位置も決めておく。

接着操作時のポイント

1. 接着面の清掃

術者自身で根管充填を行っている場合は、ポスト孔の形成は必要ないが、ファイバーポストレジンコアからの処置の場合は、ポスト孔の形成が必要になる。ガッタパーチャポイントやシーラーには、コア用レジンは接着しない。形成後、ポスト孔壁面にガッタパーチャなどが残っていないか、拡大視野下で確認する。また、仮着材や仮封材上は、もちろんボンディング材は浸透せず接着しない。

筆者は、臨床的にポスト孔には接着力をあまり求められないと思っている。したがって、いかにフェルール部を清掃し、確実に接着させるかがポイントである。よって、接着前に酸化アルミナの粉とマイクロブラシを用いて、フェルール部をとくに注意深く清掃している。根管内をサンドブラスト処理すると、ガッタパーチャ上にアルミナの粉が溜まってしまうので、あまり行わない。

根管充填当日にファイバーポストレジンコア処置を行う場合、過酸化水素水やユージノール系シ

ファイバーポストを2本使用した症例

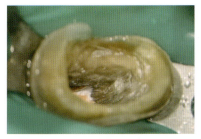
図⑭ ラバーダム防湿を行い、仮着材を除去する

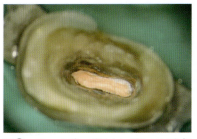
図⑮ ファイバーポストレジンコアを行う前に、拡大視野下で確実に清掃する

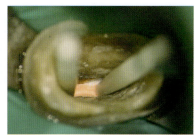
図⑯ ファイバーポストを試適し、清掃、シラン処理を行う

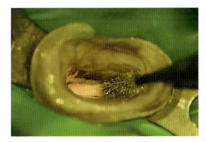
図⑰ コア用レジンに付属の前処理剤を塗布。とくにフェルール部にしっかり塗布する

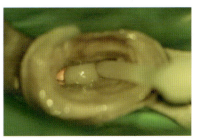
図⑱ 気泡が入らないように注意しながらポスト孔先端にチップをつけて、コア用レジンを充塡

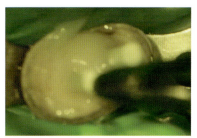
図⑲ シラン処理を行ったファイバーポストを、気泡が入らないように注意深く挿入する

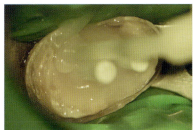
図⑳ 何層かに分けて、コア用レジンを追加する

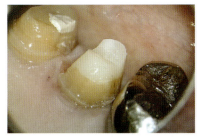
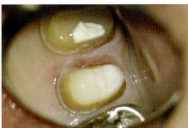
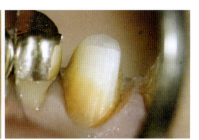
図㉑ ファイバーポストレジンコアを行った当日は重合が完全に終了していないので、支台歯形成は概形成に留める

ーラーなどによる重合阻害を考慮し、薄く一層形成するなどで対応する。

2. 接着操作

象牙質への接着は、メーカーの指示書どおりに確実に行う。ボンディング材の液だまりを作らず薄く塗布するように、エアブローはしっかり行う。ポスト孔にはペーパーポイントを用いることも多い。また、唾液の付着などによる接着力の低下を

避けるため、接着操作は素早く、確実に行う必要がある。前述したとおり、ポスト孔よりもフェルール部の接着操作は細心の注意を払って行う。

3. 支台歯形成

コア用レジンに限らず、コンポジットレジンは、接着操作直後は完全に重合が終了していない。ファイバーポストレジンコア処置直後に形成用のバーを長時間当てることは、接着面に振動を与えることになり望ましくない。

支台歯形成後にファイバーポストが表面に露出した場合は、露出部を形成してコンポジットレジン充塡を行う。

最後に、図14～21に、ファイバーポストを2本使用した症例を示す。

まとめ

今回、ファイバーポスト使用上の注意点とくに複数本使用する場合についてまとめた。ファイバーポストを複数本使用する症例は、ほとんどが再治療歯であり、歯冠部の残存歯質がなくなってしまっている場合である。そして、ファイバーポストを維持するために、ある程度のポスト孔の長さも必要である。筆者は、基本的に、ファイバーポストレジンコアの場合、ポスト孔は長くないほうがよいと考えている。ポスト孔が長いと、ポスト孔先端の水分やボンディング材のエアブローが十分にできないからである。すなわち、接着操作のミスが起きやすくなるのである。

ファイバーポストレジンコアの接着面はすべて象牙質であり、術者や接着ステップによっては、論文で発表されている接着のデータがそのまま臨床で発揮できている可能性はかなり低いと考えられる。ファイバーポストを前歯や小臼歯などで1根に複数本使用する場合は、気泡も混入しやすく、よりいっそう接着操作を注意深く確実に行う必要がある。本稿が皆様の臨床の一助になれば幸いである。

【参考文献】

1) 鈴木真名，天川由美子（編）：歯科臨床のエキスパートを目指して―コンベンショナルレストレーション3・根管形成と支台築造．医歯薬出版，東京，2004．
2) 天川由美子：ラバーダム法で診療効率UP！5 支台築造の成功率を上げる．歯界展望，128（5）：912-918，2016．
3) 天川由美子：レジン支台築造のスタンダードを求めて―その臨床応用基準と鑑別診断― Part2 レジン支台築造の鑑別診断．補綴臨床，37（6）：614-623，2004．
4) 天川由美子，山田和伸：ファイバーポストを用いたレジン支台築造Q&A ～オールセラミック修復をより確実に行うために～．歯界展望，116（1）：25-51，2010．
5) 坪田有史：接着と合着を再考する―支台築造を中心に―．日本補綴歯科学会誌，4（4）：364-371，2012．

ファイバーポスト使用上の注意点②
各種症例から見た長期予後を見据えるための要素

島田和基
Kazuki SHIMADA
東京都・シマダ歯科クリニック

　ファイバーポストに限らず、長期予後を獲得するためには、種々の因子が関与する。とくにファイバーポストはそれ自体が柔軟性のある材料であり、従来の金属既製ポストやメタルポストコアと比較して、かなり異なる材料である。坪田[1]は、ファイバーポストに関して種々のリスク因子を挙げており、なかでも「接着」に関する因子の重要性を述べている。筆者は、2000年ごろよりファイバーポストを臨床応用[2]してきたが、そのリスク因子が関与し、短期間で失敗した症例を経験してきた。

　そこで、本項では、ファイバーポストを使用するうえでの注意点および長期予後を見据えるための要素を、各種症例を提示して述べてみたい。

1. コア用コンポジットレジン部の気泡（図1）

　ファイバーポストに限らず、コア用コンポジットレジン（以下、レジン）を使用する際には、気泡に注意する必要がある。その気泡は術後のX線写真で発見されることが多い。

2. レジンまたはファイバーポストの破折（図2〜6）

　支台築造体のファイバーレイアウトは非常に重要である。とくに歯軸方向と異なる方向に咬合力が加わる上顎前歯部では、レジンの量が多いとファイバーによる補強効果が少なくなり、レジンの破折に繋がる（図2、3）。

　コア部のレジンの破折は、クラウンの保持力に影響を与え、コア部とポスト部の境界で破折した場合は、ファイバーポストのみでクラウンが保持され、再治療が必須となる（図4〜6）[3]。

3. 再治療におけるファイバーポストの除去（図7、8）

　ファイバーポストを除去する際には、歯質と色調が近似しているため、ロングネックのバー・ポイント類や根管治療用の超音波チップを使用して、注意深く除去する。

4. ファイバーポストの脱離（図9〜11）

　根管からファイバーポストが脱離することがあり、機械的保持のための形態は非常に重要と考える[4]。

5. 咬合負担による脱離・破折（図12、13）

　直接法の場合、レジンの量が多いと重合収縮が大きくなり、脱離の原因となりやすい。また、過

1. コア用コンポジットレジン部の気泡

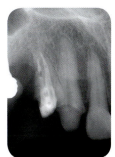

図❶　ファイバーポストの位置付けが不適切であり、レジンの気泡も認められる

2. レジンまたはファイバーポストの破折

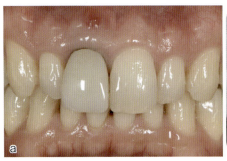
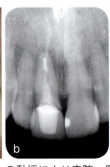
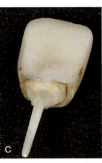

図❷　約2年前、他院にて装着したクラウンの動揺により来院。唇側にサイナストラクトが認められ（a、b）、レジンからファイバーポストが脱離した（c）

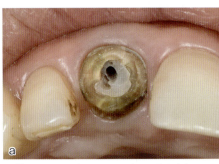
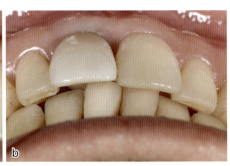

図❸　ファイバーレイアウトが不適切であり、レジンおよび歯根に破折線が認められる（a）。オーバーバイトが深く、咬合接触が強い（b）

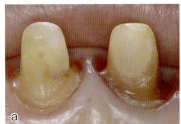
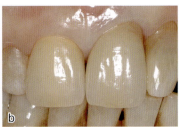
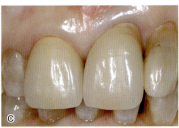

図❹　口蓋側に十分なフェルールが存在する|1に、ファイバーポストを使用して支台築造後、クラウンを装着し（a、b）[3]）、3ヵ月ごとに咬合のチェックを行った（c：装着3年後）

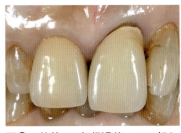
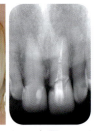
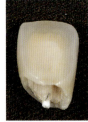
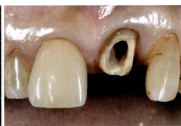

図❺　装着10年経過後、コア部とポスト部間でレジンと歯質の破折が起こり、ファイバーポストのみでクラウンが保持されていた。硬性食品を摂取した際に破折したとのこと

図❻　隣在歯との暫間固定のみの応急処置をしたところ、ファイバーポストを破折させて再度来院した。ファイバーポスト除去後の状態では、10年経過後でも再修復可能な歯質が十分残存している

3. 再治療におけるファイバーポストの除去

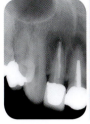
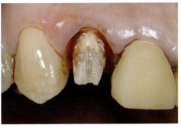

図❼　使用認可後10年を経過してくると、再根管治療のため、ファイバーポストの除去が必要な症例が出てくる

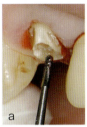
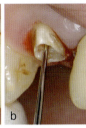
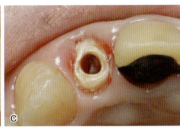

図❽　確実に接着されたファイバーポストは容易に除去できない。ロングネックのカーバイドバーにて大まかに除去し（a）、根管治療用の超音波チップを使用して（b）、根管壁からレジンを剥ぎ取るよう除去する（c）

4. ファイバーポストの脱離

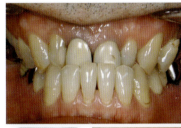
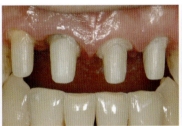
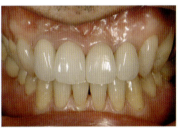

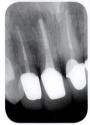
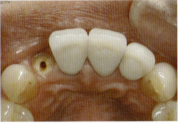
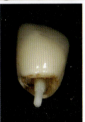

図❾　歯冠修復によって前歯反対咬合を改善した症例[4]。装着4年後、2|のクラウンがファイバーポストごと脱離した。当該歯のみ直接法の支台築造であり、装着時より辺縁歯肉の炎症が他部位よりも顕著であった。歯軸と異なる方向の支台築造と従来の咬合接触を変化させたことが脱離の原因と考えた

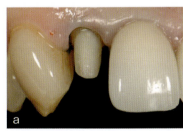
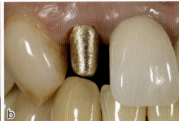
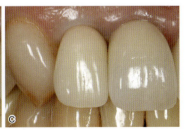

図❿　歯冠部に十分な歯質が残存していたためポストの長さを短くしたことも原因の一つと考え、ポストを長くしてファイバーポストにて再支台築造を行った（a）。しかし、1年後再度ポストごと脱離し、フェルールの高さが不十分となったため、金合金にて支台築造を行い（b）、クラウンを装着した（c）。1|2は咬合調整および歯周管理のみ行い、装着後6年経過している

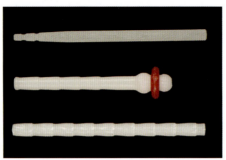

図⓫　機械的保持のための形態が付与されたファイバーポストの一例

5. 咬合負担による脱離・破折

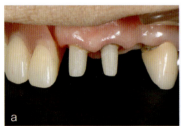
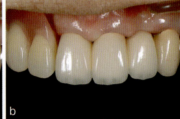
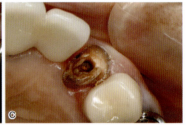
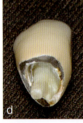
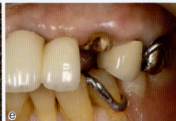

図⓬　臼歯部義歯装着症例で、1|1 にファイバーポストによる支台築造後、延長ブリッジを仮着した（a、b）。その後、3年前に装着した|3 のクラウンが築造体（ファイバーポスト）ごと歯頸部歯質を破折させて脱離した（c〜e）

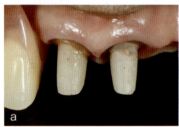
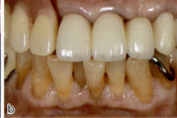
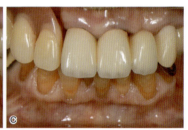

図⓭　|3 の治療中に、仮着中の延長ブリッジがコア部の破折を起して脱離した（a）。この症例では閉口時に前歯から咬合接触させた後（b）、咬頭嵌合位に移行する閉口運動が認められた（c）。本装着であった場合は、さらに広範囲の破折を引き起こしていたと推察する

6. ファイバーポストの劣化、破折

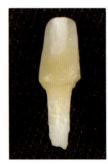

図⓮　コア部のファイバーポストの露出は、吸水劣化の注意をしなければならない

7. フェルールの獲得

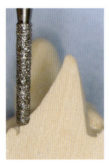

図⓯　口蓋側フェルール獲得のためのショルダー形成

8. 保存不可能な歯根破折

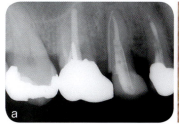
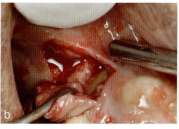
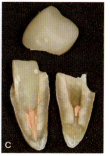

図⓰ ファイバーポストによる支台築造体にクラウンを装着した。2年後、サイナストラクトが発現し（a）、歯肉剥離を行ったところ縦破折線が認められため（b）、抜歯に至った。歯根の完全破折であり、支台築造の不備と咬耗したクラウンが認められた（c）

長期経過症例

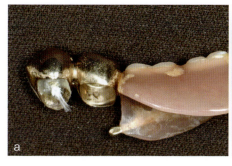
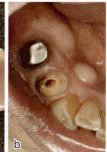

図⓱ 外冠装着13年後のコーヌステレスコープクラウン内冠のファイバーポストの破折（a）。骨隆起や前歯咬耗が顕著であるが、術後リライニングは行わず、咬合調整のみで経過観察を行った。十分に歯質が残存した歯肉縁上の水平破折であり、再修復が可能である（b）

度の咬合負担は、ファイバーポストの脱離や破折を引き起こすため、適切な咬合管理が必要である。

6. ファイバーポストの劣化、破折（図6、14）

ファイバーの種類によっては、表面が水分と接触することによって加水分解しやすく強度劣化の原因となり、ファイバーポスト自体が破折するケースもある。

7. フェルールの獲得（図15）

最近では、接着技術の向上により上顎前歯の口蓋側のフェルールでも、0.5mmの高さがあれば、ある程度良好な結果が得られるとの報告[5]もあり、また、フェルール獲得のためのショルダー形成も有効的である[5]。

8. 保存不可能な歯根破折（図16）

不用意な根管治療や接着操作の不良および咬合の不調和によって、ファイバーポストであっても歯根破折を引き起こすことがある。

・

以上、注意点を述べてきたが、10年を超えた経過症例も多数存在する（図17）。したがって、症例の選択、ファイバーレイアウト、確実な接着操作および咬合管理等によって長期予後は可能であると考える（表1）[3,6〜9]。

【参考文献】

1) 坪田有史：支台築造とファイバーポストコアの現状．日補誌，9：94-100, 2017.
2) 後藤吉啓，島田和基：治療におけるリスクのバランスを考えたメタルフリー．デンタルダイヤモンド増刊号 メタルフリー自由自在 審美・健康を考えた最新臨床の実際．27(6)：94-101, 2002.
3) 島田和基：オールセラミッククラウンの装着をより確かなものにするために(後編)―歯科医師が知っておきたい補綴装置の装着力を高めるための支台歯形成―Part3：支台歯形成編．QDT, 33：743-758, 2008.
4) 島田和基：歯冠修復による前歯反対咬合の改善．デンタルダイヤモンド，37(7)：135-144, 2012.
5) 後藤吉啓：最新支台築造 近年のエビデンスと臨床から見た米国補綴専門医の治療コンセプト．ザ・クインテッセンス，36：1194-1209, 2017.
6) 島田和基：補綴物に適した支台歯形成・印象の実際．デンタルダイヤモンド，33(5)：23-42, 2008.
7) 島田和基，川本善和：オールセラミックスを臨床応用するために―基本原則を再考する―．補綴臨床，42: 127-141, 267-283, 2009.
8) 島田和基：状況に応じた支台歯形成―前歯部歯冠修復症例．デンタルダイヤモンド増刊号 支台歯形成―次世代に向けて．34(10)：144-147, 2009.
9) 島田和基：メタルフリー歯冠修復 10年間の進歩と変化．デンタルダイヤモンド増刊号 ここまで進化したメタルフリー修復＆補綴臨床，38(14)：12-19, 2013.

表❶-1　5年以上経過症例。全症例のファイバーポスト：Fibre Kor Post ストレートタイプ（Pentron/ペントロンジャパン）。全症例のコア用CR：クリアフィルDC コアオートミックス（クラレノリタケデンタル）（一部症例、参考文献[3,6〜9]より引用）

経過年数	10年4ヵ月	10年2ヵ月	9年9ヵ月
術前			
ファイバーポスト装着の支台歯	3 1⎿	⎾1 3	5 3 2⎿
口蓋側フェルール	1⎿：1.5mm 3⎿：0.5mm	⎾1 3：1.5mm	すべて1.5mm
ファイバーレイアウト（すべてコア用CRを使用）	1⎿：1.0mm 1本直接法 3⎿：1.25mm 1本間接法	⎾1 3：1.25mm 1本直接法	2⎿：1.0mm 1本直接法 5⎿3：1.25mm 1本間接法
上部構造体装着材料	ジルコニアセラミックブリッジ レジン添加型グラスアイオノマーセメント	アルミナセラミッククラウン レジン添加型グラスアイオノマーセメント	2⎿：アルミナセラミッククラウン ⑤4③：ジルコニアセラミックブリッジ レジン添加型グラスアイオノマーセメント
経過途中時			

表❶-2 5年以上経過症例

経過年数	9年1ヵ月	8年4ヵ月	6年4ヵ月
術前			
ファイバーポスト装着の支台歯	1|1	|1	|2
口蓋側フェルール	1|1：1.5mm	1.5mm	0mm
ファイバーレイアウト（すべてコア用CRを使用）	1|1：1.25mm 1本間接法 パノラマX線写真を拡大	1.25mm 1本直接法 パノラマX線写真を拡大	1.25mm 1本間接法
上部構造体装着材料	ジルコニアセラミッククラウン／セルフアドヒーシブレジンセメント	ジルコニアセラミックブリッジ／セルフアドヒーシブレジンセメント	ジルコニアセラミッククラウン／セルフアドヒーシブレジンセメント
経過途中時			

i-TFC システムを応用した症例

川本善和
Yoshikazu KAWAMOTO
東京都・アース歯科クリニック

　本項では、i-TFC システム（in situ Treatment Filling and Core System：サンメディカル）の臨床応用を紹介する。とくに、臨床で直面する条件の悪い支台歯に本システムを利用し、最適なファイバーポストレジンコアへ改良する臨床テクニックを解説していきたい。

i-TFC システム

　i-TFC システムとは、中心に金属を配置したファイバーポスト、中心に光ファイバーが入った光透過性の高いファイバーポストの2種類のメインポイントと、ポスト補強のための特徴的なスリーブ、極細のアクセサリーファイバー、築造用光重合型コンポジットレジンとしてのポストレジンとコアレジンから構成されている。根管治療から支台築造までをすべてファイバーポストレジンコアで行うことが可能なシステムである（図1〜4）[1]。

　特筆すべき特徴として、グラスファイバーを三次元的に編み込むことで、レジンとの馴染みをよくし、ねじれにも強い構造となっている。また、光ファイバーポストやワイヤー入りのポストは、再根管治療の際に拡大形成のガイドに役立つ形態を有しており、再治療に対する配慮がなされている。

　他にも、スリーブとアクセサリーファイバーを使用することで、さまざまな形態へのアレンジが可能である[2]。

失敗を減らすための改良

1. ファイバー材料の見直し

　現在、支台築造においては、ファイバーポストが最も理想に近い材料であることがわかってきた。認可されて10年以上経過し、その間、多様なファイバー材料、接着方法、築造窩洞形成術式などが見直されてきた[3]。しかし、現在販売されているほとんどの製品（i-TFC システムを除く）が、ファイバー素材をストレート（単方向）に均等に配置したファイバーポストと、各社の接着システムを利用する方式となっている（図5）。

　ファイバーポストレジンコアの失敗例として、いずれも条件が比較的悪い臼歯ではあるが、ジャケットクラウンの支台歯に対し、単方向のファイバー材を可及的に多数アレンジした症例で破折するケースが認められた。破折パターンは2つあり、1つ目は小窩裂孔部から髄床底にかけて頬舌方向に縦破折、2つ目は機能咬頭の咬頭頂付近から歯根にかけて、縦破折が認められた（図6）。いずれもジャケットクラウンごと歯根まで破折していた。

　以上のことから考えられるのは、竹のように一方向に限定された繊維配列では、縦方向に対して

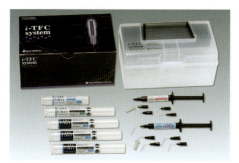

図❶ i-TFC システム（サンメディカル）。メインポスト、スリーブおよび築造用フロアブルレジンがある。現在のシステムには日常診療に便利な収納用容器も用意されている

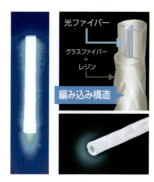

図❷ i-TFC 光ファイバーポスト。i-TFC システムには、金属と光ファイバーのポストがあり、筆者は光ファイバーをおもに使用している。ポスト中央に光ファイバーが配置され、ファイバーの光透過性を上げることにより、根管内部までしっかりとした光重合が可能。周囲には編み込まれたグラスファイバーが配置されている（画像：サンメディカルより提供）

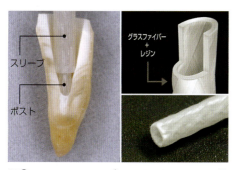

図❸ i-TFC スリーブ。i-TFC システムの最大の特徴は、メインポストと同様に円柱状に編み込んだファイバーのスリーブが用意されていることである。スリーブとポストのアレンジメントにより、既製品であるが、理想的なカスタマイズが可能（画像：サンメディカルより提供）

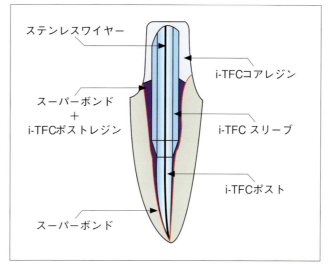

図❹ 根管充填、根管治療から支台築造をファイバーポストレジンコアですべて行うシステム。究極のファイバーポストコアといえる（参考文献[1]より引用改変）

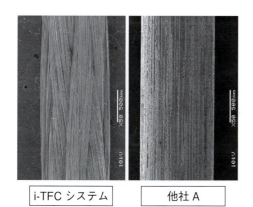

図❺ ファイバーポストのSEM像。一般的なファイバーポストは単一方向にファイバー繊維が走行しているのに対し、i-TFCでは編み込まれた繊維が確認できる

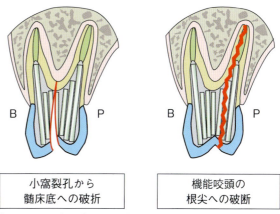

図❻ ファイバーポストレジンコアの失敗例（ファイバーの縦破断）。ジャケットクラウン装着歯の複根管臼歯部に対して、築造条件が悪いため、間接法でファイバー材を多量にアレンジメントした症例で、歯根が縦破折したケースが複数認められた

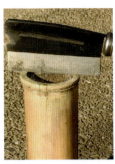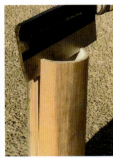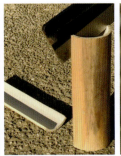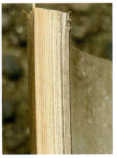

図❼　竹の破折例。自然界の竹は軽くてよくしなり、とても丈夫である。構造的に外側からの引張応力に抵抗できる繊維が多く、節がある状態では破断しにくいが、節を取り除くと線維が一方向に配列しているため、縦方向への破断にはとても弱く、容易に破断する。これはファイバー材でも同様に生じる現象である

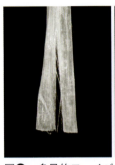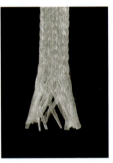

図❽　多目的ファイバー材。ファイバー材料ではスティック状（左）およびネット状（右）の2種類があり、ネット状またはメッシュ状のファイバーは多方向からの応力に耐えることができる。一方向のファイバーは縦方向に対しては極端に弱く、破断の危険性がある

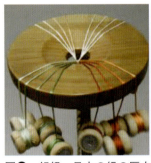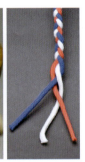

図❾　組紐。日本の紐の歴史は非常に古く、縄文時代に遡る。組紐とは、3本以上の束を組み合わせることで構成され、多数の糸を編み込むことで、実用性や耐久性が向上されている

非常に弱い構造になってしまい、破断しやすい可能性があるということである（図7）。試しに市販ファイバーの先端を引き裂いてみると、単方向ファイバーは容易に構造を壊すことができるが、編み込み形式のネット状、メッシュ状のファイバーでは引き裂きに抵抗がみられた（図8）。この仕組みは、日本古来の組紐に似ている。組紐にみられる編み込み構造は、縦方向応力への耐久性向上にも寄与している（図9）[4]。

よって、i-TFCシステムのファイバーが編み込まれた形態は、主となる横方向からの応力に耐えつつ、縦破折しにくい構造を有している。また、この編み込み構造自体が接着性レジン材料との嵌合効果を増強し、接着に寄与することにも注目したい。使用上の注意点として、ファイバーポストを一方向にのみ、くさび効果が出るように配列することは、縦破折を誘発する可能性があることを念頭においてほしい。

2. 接着方法の見直し

筆者の初期ファイバーポスト臨床症例でよくみられた失敗例は、ポストコアごと脱離してしまうケースであった（図10）。これはファイバーポストと根管の接着不良が原因である。デュアルキュア型の接着材料でも、光重合が必須であり、光の届きにくいポスト先端部までの完全な重合は難しく[5]、より強固な化学重合による接着が必要であった。そこで、ファイバーポストの間接法症例にスーパーボンド（サンメディカル）を応用したところ、良好な予後が得られた。また、一般的なファイバーポストを使用した直接法症例にもスーパーボンドを適用したところ[6]、良好な成績が得られた（図11）。以上の経緯から、筆者はi-TFC

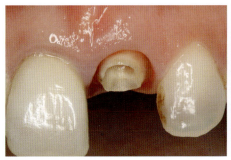
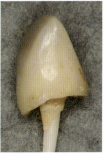

図❿　ファイバーポストレジンコアの失敗例（ジャケットクラウンごと脱落したポストコア）。支台歯条件が悪い症例であるが、おもな原因は接着不良と考えられ、根管象牙質への確実な接着が求められる

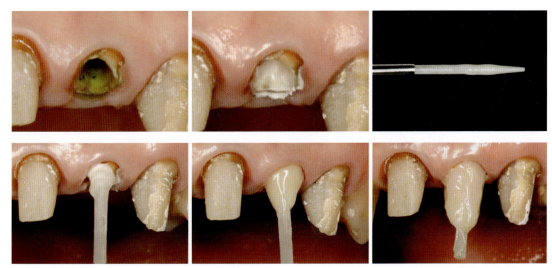

図⓫　ファイバーポストレジンコアにおける接着材料とコア材料の使い分け間接法で成績がよかったスーパーボンドを、直接法でも臨床応用した初期症例。一般的なファイバーポストであるが、接着材料とコア材料を分けて考えることで直接法での臨床成績が向上した

システムにもスーパーボンドを応用している（図12）。

　真鍋はファイバーポストレジンコアシステムの欠点とされるポストとレジンの接着が不安定であることを改善し、ポストとの接着を強固にするため、事前にファイバーとフロアブルレジンをなじませることを推奨している[7]。また、同様の効果を得るために、ファイバー材を事前に光重合モノマーに浸漬するピクルステクニックなどが報告されている[2]が、保管の問題や光重合が必須となる。そこで、筆者はより簡便な方法として、低分子で拡散しやすいMMAをチェアーサイドで浸漬することで、短時間で多数のファイバーに同様の効果を得られるようにしている。

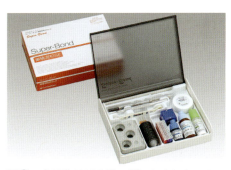

図⓬　多目的MMA系レジンセメント。スーパーボンド（サンメディカル）は多目的に使用できる。支台築造において直接法および間接法において筆者が最も信頼するレジンセメントである。表面処理は表面処理材グリーンからティースプライマーに移行した

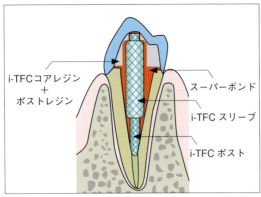

図⓭ 支台歯の条件が悪い症例での配置例

表❶ 各材料の配置

ポストおよびスリーブの配置
・ポストホールを形成するための歯質削除は可及的に行わない ・ポスト先端は根管と移行的になるように先端をテーパー状にする ・スリーブのための形成はせず、 　①歯槽骨頂を超える 　②クラウンのフィニッシングラインを超える 　③レジンと歯質の境界部を超える 　以上をすべて満たしたうえで、根管内にできるだけ長く設置する
接着材料およびコア材料の配置
・スーパーボンドをファイバーポスト、スリーブのメッシュ内に浸透させる ・スーパーボンドを根管内全体に配置し、緩衝材として機能させる ・光が届くコア材料部分は耐久性を重視し、光重合型フロアブルレジンで築造を行う

支台歯条件が悪いケースへのi-TFCシステムの応用

図13、表1に、筆者が考える支台歯条件が悪いケースへのi-TFCシステムの理想的な各素材の配置例と図を示す。

根管内への接着においては、デュアルキュア型レジンを使用するのではなく、あくまでも化学重合のみで強固な接着を獲得することとし、コアとポスト部を切り分けて考える方法を採用している。スーパーボンドは接着剤として使用し、コア部分は光重合型フロアブルコンポジットを使用する。スーパーボンドを使うメリットとして、
①歯質との接着性能が向上し安定する（部位やコンディションの影響を受けにくい）
②ファイバーの編み込み構造に対して物理的嵌合効果が得られる
③ファイバーと歯質との緩衝材として機能する[8]
④化学重合による確実な硬化が得られる
ことが挙げられる。

スーパーボンドでの直接法を行う場合、コア部分のフロアブルレジンとの結合を強固にすることが大切である[9]。そのためには、スーパーボンドの硬化前にフロアブルレジンを充填し、光重合させる必要がある。

スーパーボンド直接法テクニック

筆者が推奨するi-TFCスーパーボンド直接法テクニックの臨床例を紹介する。

- 患者：50代、男性

上顎前歯の歯牙破折により歯冠部は欠損し、唇側は骨縁下まで破折している。根面には二次う蝕が広範囲に存在し、非常に条件が悪い症例である（図14）。支台歯にフェルールはほとんど認められない。外科処置を希望せず即日治療を希望したため、直接法で支台築造を行った。

築造窩洞形成はう蝕および根充材の除去にとどめ、ポストホールの形成による歯質の削除は極力行わない。メインの光ファイバーポストは、4mm程度根充材を残すなど、極力長い設定とし、先端はテーパー加工のカスタマイズをした（図15〜17）。スリーブは根管のサイズに合わせて長さをカットする。ファイバーを口腔内に試適して、適合や長さ、スリーブの位置などを確認する。築造窩洞の表面処理は、表面処理材グリーンまたはティースプライマーで行う。最近では、ほとんどの症例でティースプライマーを使用している（図18）。

スーパーボンドのモノマー液は硬化時間短縮のためクイックモノマーを使用している。キャタリストVと混和した活性化液を作製し、ダッペンディッシュ内でファイバーポストを浸漬する（図

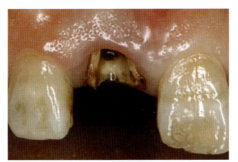

図⓮ 術前。歯冠部は破折により欠損し、唇側は骨縁下まで破折

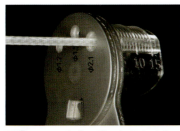 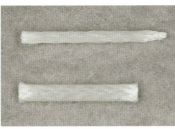 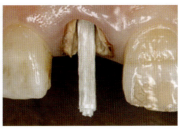

図⓯ ファイバーポストのカスタマイズ。築造窩洞形成は、支台歯に合った太さのファイバーを選択する。ファイバーカッターにて症例に合った長さにカットし、光ファイバーの先端は根管に合わせてテーパー加工を行う。スリーブは歯質を削除しない範囲で可及的に長く配置する

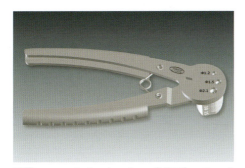 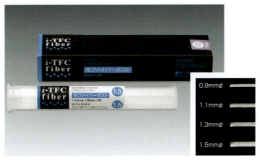

図⓰ ファイバーカッター（YDM）。ファイバーポスト専用カッターである本製品は、各サイズのメインポストおよびスリーブに対応し、破断面をきれいにカットすることが可能である。カスタマイズに必須の製品

図⓱ 日々進化する i-TFC システムは、メインポストに直径1.5mmサイズが追加され、さらにアレンジメントの幅が広がった

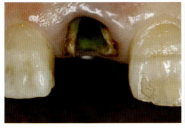 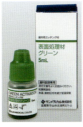 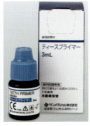

図⓲ 築造窩洞の表面処理。本症例では表面処理材グリーンを使用したが、現在は、同様の効果が得られるセルフエッチングプライマーであるティースプライマーを使用することが多い（両製品ともサンメディカル）

19)。MMAは低分子で拡散浸透しやすいため、すぐにファイバーポストに馴染むのが肉眼で確認できる。重合開始剤であるTBBは極めて重合活性が高く、モノマーが浸透したところまで確実に重合させることができる[10]。

活性化液を築造窩洞にも塗布することで濡れ性が向上し、接着耐久性が向上する。その後、浸漬したファイバーポストとモノマー液にポリマー粉

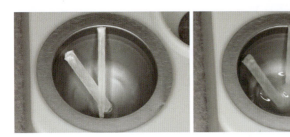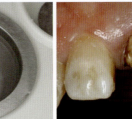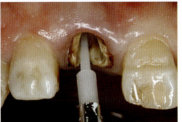

図⓳　活性化液塗布によるファイバーポストと歯質の接着。スーパーボンドのモノマー液とキャタリストVを混和して活性化液を作製する。ファイバーは液に浸漬し、築造窩洞には筆で塗布する。浸透性の高いMMAは、短時間でファイバーにも根管象牙質にも濡れ性を有し、強固に接着する。物理的な嵌合効果を得るためにも、大切な作業である

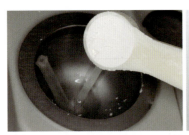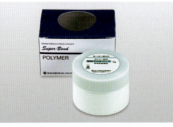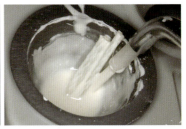

図⓴　スーパーボンド混和泥の調整。活性化液に浸漬したファイバーごとポリマー粉末を混和する。ポリマー粉末は混和ラジオオペークが常温でも操作余裕時間が長く、複雑なファイバーレイアウトにも対応しやすい。色調重視する場合は混和ティースカラーを選択する

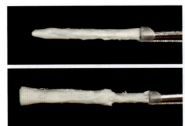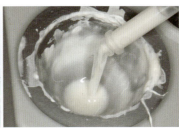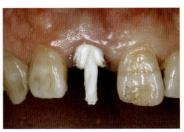

図㉑　スーパーボンド塗布。ファイバーポストとスリーブは混和泥が付着した状態で連結し、築造窩洞内への塗布には、筆またはマイクロシリンジを使用する。コアレジンの築盛があるため、できるだけ早く操作を終了させたい

末を混和する。ポリマー粉末は、操作時間に余裕がある混和ラジオオペークがお勧めである。

　色調重視の場合は、混和ティースカラーを使用する（図20）。調整したスーパーボンド混和泥は、ファイバーによくなじませてから光ファイバーとスリーブを連結する。ダッペンに余った混和泥をマイクロシリンジで吸い取り、窩洞内に注入する。コア部レジンの築盛には、スーパーボンドがまだ濡れている状態でポストレジンをスーパーボンド塗布面を覆うように全体的に築盛する（図21～23）。

　重合収縮が大きくならないように積層充填を行い、充填量が多い場合はポストレジンの上にコアレジンフローを併用する。コア部のコンポジットレジンは光重合によってすぐに表面は硬化するが、ポスト周囲のスーパーボンドは化学重合が完了するまで待つ必要がある。即日に形成を行う場合は、クイックモノマー液を使ったときでも10分以上放置する。プロビジョナルを仮着し、次回のアポイントで歯肉縁下に支台歯形成を行い、ジルコニアクラウンを装着した（図24、25）。

まとめ

　歯質や歯科材料への強固な接着性能を誇るスーパーボンドと、編み込み構造を有したi-TFCシステムの組み合わせは、それぞれの特徴を存分に

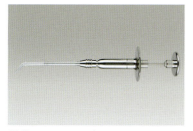
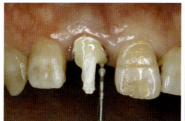
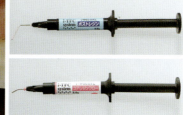

図㉒　スーパーボンドマイクロシリンジ（サンメディカル）。混和泥を短時間で容易に接着面に移送できる専用シリンジ。クラウン装着や暫間固定にも使え、直接法での時間短縮に有効

図㉓　コアレジンの築盛。コア部分は光照射が十分に行えるため、光重合のレジンを使用。スーパーボンドの硬化前にフロアブルレジンを築盛する。スーパーボンドを塗布した表面がまだ濡れている状態で、フロアブルレジンを接触させるのがポイント（右図上：i-TFC ポストレジン、右図下：i-TFC コアレジンフロー、両製品ともサンメディカル）

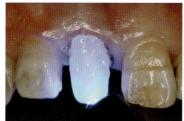
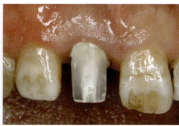
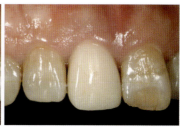

図㉔　築造体の重合。コアレジンを築盛し光重合を行う。コア部にはコンポジットレジンを用いるため、光で硬化する。この際、根管部のスーパーボンドの重合は時間がかかるため、即日で支台歯形成を行う場合は、10分以上硬化させるとよい

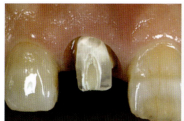
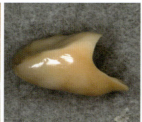
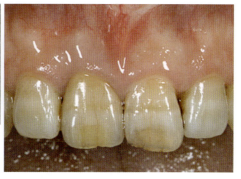

図㉕　補綴装置装着。深い位置まで破折していたため、支台歯形成はフェルールを得るため、歯肉縁下形成とし、ジルコニアクラウンを装着した。（技工：プロミネント／小見川 淳氏）

活かしつつ、お互いのフォローをするだけでなく、相乗効果を得られる最強のコンビとなっている。

実際の臨床現場では支台歯条件の厳しい症例に出合うことは少なくない。その際、i-TFCシステムを利用することで、比較的容易に良好な成績が得られる。本稿が、i-TFCシステムをこれからの臨床に取り入れてもらえるきっかけになれば幸いである。

【参考文献】
1）眞坂信夫，諸星裕夫：i-TFCシステムの臨床．ヒョーロン，東京，2009．
2）渥美克幸：ファイバー併用レジン支台築造の勘所　第2回　ファイバーアレンジメント．クインテッセンス，35（10）：208-213，2016．
3）坪田有史：支台築造とファイバーポストコアの現状．日補誌，9（2）：94-100，2017．
4）花田美和子，他：初期荷重下における組紐の引張力学特性評価手法．繊維学会誌，60（2）：44-49，2004．
5）Lührs AK, et al.：Curing mode affects bond strength of adhesively luted composite CAD/CAM restorations to dentin. Dent Mater. 30（3）：281-291, 2014.
6）中野宏俊，有田忠充：スーパーボンドを利用した支台築造について．日本歯科評論，72（1）：59-66，2012．
7）眞鍋顕：「i-TFCシステム」による新しい概念の支台築造．日本歯科評論，67（7）：99-104，2007．
8）村原貞昭，他：CAD/CAMハイブリッドレジン冠の繰り返し衝撃荷重に対する破折抵抗性．接着歯学，35（1）：1-5，2017．
9）原嶋郁郎，他：レジンとレジンの接着．接着歯学，11（3）：156-164，1993．
10）眞鍋顕：進化する象牙質接着と歯の延命．Dental Magazine，110：68-73，2003．

公的医療保険制度における
ファイバーポストレジンコア

坪田有史
Yuji TSUBOTA
東京都・坪田デンタルクリニック

ファイバーポストの保険収載

2016年1月1日、「ジーシー ファイバーポスト（ジーシー）」（**図1**）が、保険医療機器区分C2により特定保険医療材料として期中導入され、公的医療保険制度での治療でファイバーポスト併用レジン支台築造（以下、ファイバーポストレジンコア）が選択可能となった。

2003年9月に「ファイバーコア ポスト（ペントロン ジャパン）」がファイバーポストとして初めて薬事承認されて以来、約12年間、自費治療のみで選択されていたファイバーポストレジンコアが、広く国民に臨床応用できるようになった。

1. 保険収載の3つのルート

新しい技術や材料が保険収載されるには、3つの正式ルートがある（**表1**）。

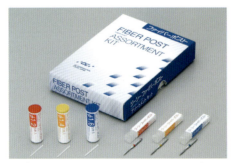

図❶ ジーシー ファイバーポスト（ジーシー）

1）学会ルート

日本歯科医学会所属の専門分科会（23学会〔2018年4月現在〕）と認定分科会（20学会〔2018年4月現在〕）が、新規医療技術の保険収載や保険既収載技術の再評価のため、厚生労働省に医療技術評価提案書、あるいは再評価提案書を提出するルート。

2）先進医療ルート

先進的な医療技術の保険収載に用いられる、評価療養である先進医療からのルート。

3）企業ルート

ファイバーポストを保険収載するために使われた、医療機器・医療材料の保険収載が行われるルート。

2. 企業ルートによる保険収載

企業ルートによる保険収載の流れを**図2**に示す。企業は新規材料を保険収載するため、「医薬品、医療機器等の品質、有効性及び安全性の確保等に関する法律（旧：薬事法）」の承認後、保険適用希望書を作成して提出する。なお、該当材料が**表2**に示す保険医療機器のどの区分に位置しているかによって、その対応が異なる。

すでに公的医療保険で技術・材料が収載されている場合、区分Bの個別評価により保険収載され、中央社会保険医療協議会（以下、中医協）で

表❶ 新規技術、材料が保険収載されるルート（〜2016年3月31日）

保険収載ルート		保険収載時期
「学会ルート」	医療技術評価分科会における医療技術の評価および再評価（歯学系学会からの提案書）	診療報酬改定時（2年に1回）
「先進医療ルート」	先進医療会議における先進医療の評価 保険外併用療養費制度（評価療養）からの収載	診療報酬改定時（2年に1回）
「企業ルート」	医療機器の保険導入等に関する内容（保険医療材料専門組織）	随時（1年に4回。1、4、7、10月）（2016年4月1日以降は3、6、9、12月）

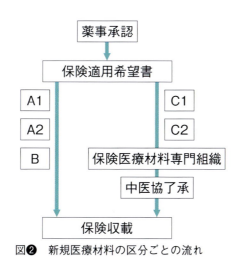

図❷ 新規医療材料の区分ごとの流れ

表❷ 保険医療機器の区分

区分	医療機器					
	A1	A2	B	C1	C2	F
呼称	包括	特定包括	個別評価	新機能	新機能 新技術	保険適用 馴染まず
				技術は算定方法告示で評価されるが、中医協で材料価格基準の新たな機能区分設定の見直しが必要	技術が算定方法告示において、新たな技術料を設定すべきものであり、中医協で保険適用を要議論	
中医協	届出	報告	報告	承認	承認	

報告される。しかし、その時点で公的医療保険の告示や通知に一致しない新しい技術や材料は区分Cに分類される。したがって、ファイバーポストは区分C2に分類された。

区分Cの場合、厚生労働省で毎月行われている保険医療材料専門組織に企業からの保険適用希望書や資料などが提出され、この専門組織で審査、議論後、中医協で承認を得るための答申を行うか否かが決定される。

保険医療材料専門組織の審査で可と判定された場合、保険償還価格、次回改定までの準用技術料案、留意事項通知案などが記載された「医療機器に係る保険適用決定区分及び価格（案）」が作成され、中医協に提出される。

表❸ 過去、学会ルートから提出された医療技術評価提案書

2011年	日本補綴歯科学会 「ファイバーポストによる支台築造」
2013年	日本補綴歯科学会・日本審美歯科学会・日本接着歯学会 「グラスファイバーとコンポジットレジンによる支台築造」
2015年	日本補綴歯科学会・日本接着歯学会 「間接法におけるファイバーポストとコンポジットレジンコア併用による支台築造」 「レジン支台築造の印象採得」

　その後、中医協での承認が得られると、年4回のタイミングで、適宜、期中導入として保険収載される。なお、2016年4月以前の年4回とは1、4、7、10月を指していたが、2016年4月以降は、3、6、9、12月に変更された。したがって、ファイバーポストは2016年1月1日に期中導入された。

　なお、学会ルートと先進医療ルートは、2年ごとの診療報酬改定時にのみ保険収載されるが、企業ルートはそのタイミングが異なるため、期中導入と呼ばれている。

　2016年4月の診療報酬改定時には、支台築造の項目が整理され、現在までに「ジーシーファイバーポスト」以外の他企業の複数のファイバーポストも保険適用となっている。

ファイバーポストの保険収載の経緯

　ファイバーポストが保険収載される以前、学会ルートにおいて、ファイバーポスト関連の医療技術評価提案書が2年ごとの診療報酬改定に対して、提出されてきた（表3）。なお、医療技術評価提案書は、診療報酬改定年の前年に日本歯科医学会を通して厚生労働省に提出される。

　2012年の診療報酬改定では、日本補綴歯科学会が「ファイバーポストによる支台築造」を提出した。また、2014年の診療報酬改定からは、複数の学会が医療技術評価提案書を共同提案で提出することが認められたため、日本補綴歯科学会、日本審美歯科学会ならびに日本接着歯学会の3学会が「グラスファイバーとコンポジットレジンによる支台築造」を提出した。しかし、両年ともに保険収載には至らなかった。

　この結果にはさまざまな原因が指摘されているが、行政側からみると、ファイバーポストが特定保険医療材料として企業側から保険適用希望書の申請がないため、保険収載が不可能であることが一つの理由にあった。

　2016年の診療報酬改定に向けては、日本補綴歯科学会と日本接着歯学会が「間接法におけるファイバーポストとコンポジットレジンコア併用による支台築造」と「レジン支台築造の印象採得」の2種類の医療技術評価提案書を2015年に共同提出した。なお、この「間接法」と「印象採得」が記された2種類の提案書を背景に、ファイバーポストレジンコアに限り、間接法の術式と間接法による印象採得料の算定が認められた。

　そして、2015年10月28日の中医協において、保険医療機器区分C2で「ジーシー ファイバーポスト」が承認され、2016年1月1日からファイバーポストレジンコアが、1製品のみの使用に限定されたものの、公的医療保険で算定可能となった。

　また、特定保険材料料として、ファイバーポスト1本あたり89点で算定し、使用は前歯部1本、臼歯部2本（1根管に1本に限る）を限度としていることは、2015年10月28日の中医協で「医療機器に係る保険適用決定区分及び価格（案）」として提示され、すでに承認されていた。なお、「1

表❹ ファイバーポストを用いた支台築造の請求点数とその内訳

請求点数				点数の内訳		
	部位	本数	点数	技術料	保険医療材料料	印象採得
間接法	前歯	1本	254点	150点	15点＋89点	32点
	小臼歯	1本	254点	150点	15点＋89点	
		2本	343点		15点＋178点	
	大臼歯	1本	292点	176点	27点＋89点	
		2本	381点		27点＋178点	
直接法	前歯	1本	232点	128点	15点＋89点	
	小臼歯	1本	232点	128点	15点＋89点	
		2本	321点		15点＋178点	
	大臼歯	1本	270点	154点	27点＋89点	
		2本	359点		27点＋178点	

表❺ 特定保険医療材料の定義（2015年12月28日公示）

V059　ファイバーポスト　支台築造用　定義
（1）薬事承認又は認証上、類別が「医療用品（4）整形用品」であって、一般的名称が「歯科根管用ポスト成型品」又は「歯科根管ポスト成型品キット」であること
（2）ガラス繊維を70％以上含有し、曲げ強さが700MPa以上であること
（3）先端部がテーパー形状であり、光透過性及びアルミニウム2mm相当以上のX線造影性を有すること
（4）1本が1根管相当分の規格であること
（5）支台築造に用いる合釘であること

根管に1本に限る」とは、1根管に複数本を使用しても1本のみの算定との解釈である。

その後、2016年4月の診療報酬改定において、支台築造は間接法と直接法に区分され、間接法はメタルコアとファイバーポストレジンコア、直接法はファイバーポストレジンコアとその他に整理された[1]。また、1～3月までの準用技術料から、この改定時に接着処理などが評価され、技術料の点数が変更された（**表4**）。なお、印象採得の請求点数は、2018年4月の診療報酬改定で30点から32点となった。

一方、遡って2015年12月28日に特定保険医療料としてのファイバーポストの定義（**表5**）[2]が公示された。この定義に該当する製品で、企業側が保険収載を希望する場合、区分Bでの申請が可能となり、前月10日まで該当企業から申請が行われ、承認された場合、次月の1日付けで特定保険医療材料として承認される。その結果、2018年1月時点で13社16製品が特定保険医療材料として承認されている（**表6**）。

なお、表5は、2016年12月に公示された定義であり、2017年9月に「（2）ガラス繊維を70％以上含有し、曲げ強さが700 MPa以上であること」の「ガラス繊維を70％以上含有」が「ガラス繊維を68％以上含有」に変更されている。

表❻　特定保険医療材料として承認されたファイバーポスト（2018年1月現在）

製品名	販売社名	直径（mm）など	保険収載年月
ジーシー ファイバーポスト	ジーシー	1.2、1.4、1.6	2016年1月
ジーシー ファイバーポストN	ジーシー	0.8、1.0	2016年2月
ファイバークリア ポスト4X　テーパー	ペントロン ジャパン	1.25、1.50	2016年2月
ホワイトポスト	DENTRADE	1.1、1.3、1.5、ピン	2016年3月
トクヤマFRポスト	トクヤマデンタル	1.2、1.4、1.6	2016年4月
ビューティーコア ファイバーポスト	松風	1.0、1.2、1.4、1.6	2016年4月
グラシスアドバンス	Ciメディカル	溝なし 1.0、1.2、1.5、1.8 溝あり 1.0、1.2、1.4、1.6	2016年5月
ジーシー MIコア　ファイバーポスト	ジーシー	1.2、1.4、1.6	2016年6月
リライエックス　ファイバーポスト	スリーエムジャパン	1.1, 1.3, 1.6, 1.9	2016年6月
トクヤマFRポスト	トクヤマデンタル	1.0	2016年7月
グラシックス プラス	スマートプラスティスジャパン	1.2、1.5、1.8、2.0	2016年7月
クリアフィルAD ファイバーポスト	クラレノリタケデンタル	1.04、1.24、1.44、1.64	2016年8月
ヤマハチ ファイバーポスト	山八歯材工業	1.2、1.4、1.8、2.2	2016年10月
GLASSIX　ファイバーポスト	スマートプラスティスジャパン	1.0、1.2、1.35、1.5	2016年12月
インテグラ ファイバーポスト	白水貿易	0.96、1.08、1.21、1.46	2017年9月
i－TFCルミナスファイバー	サンメディカル	1.0、1.2、1.4、1.6	2017年12月

公的医療保険制度におけるファイバーポストレジンコアの将来

社会保障の視点からみると世界的に優れたシステムと評されている。しかし、臨床での運用上において、さまざまな問題が指摘されており、ファイバーポストレジンコアにおいても、現時点で不備な点があると筆者は考えている。

たとえば、ファイバーポストレジンコアで支台築造を行う際、直接法よりも間接法を選択すべきケースがある。術式的に利点が少なくない間接法のレジン支台築造の印象採得料が認められたことは評価できる。しかし、金属鋳造による支台築造と同じく、ファイバーポストレジンコアにおいても、築造窩洞形成、咬合採得などの評価は、支台築造の所定点数に包括されていることも臨床上問題といえる。

また、印象採得料は、ファイバーポストレジンコアに限って算定可能であり、ファイバーポストを併用しない場合のレジン支台築造では算定できない。この問題は、2016年と2018年の2回の診療報酬改定の前年に、日本接着歯学会と日本補綴歯科学会が共同で「レジン支台築造の印象採得」の医療技術評価提案書を提出しているが、現時点では評価されていない。今後、公的医療保険制度のもと、臨床で行われている術式に対して、行政が適正な評価を行うことが望まれる。

今後、国民の歯を保存するため、ファイバーポストレジンコアのメリットが、さらに広く臨床で活用されることを希望する。

【参考文献】
1）社会保険研究所：歯科点数表の解釈　平成28年4月版．社会保険研究所，東京，2016：376-378
2）社会保険研究所：歯科点数表の解釈　平成28年4月版．社会保険研究所，東京，2016：530

ファイバーポストレジンコアの現状と展望

坪田有史
Yuji TSUBOTA
東京都・坪田デンタルクリニック

本書の編集委員を川本善和先生（東京都・アース歯科クリニック）とともに務めさせていただいた。各項目では、ファイバーポストレジンコアの臨床を行うために必要な知識と、それらを理解するための一助となるコンテンツについて、各先生方に執筆していただいた。

最後に、本書のまとめとして、ファイバーポストレジンコアの現状を確認し、将来の展望を行う。

支台築造法の選択

現在、根管処置歯における支台築造法は、通常、金属鋳造による支台築造（以下、鋳造支台築造）、もしくはレジン支台築造（以下、レジン築造）のどちらかが選択されている。筆者の臨床では約95％がレジン築造であり、それ以外で鋳造支台築造を選択しており、レジン築造で既製ポストを使用するケースは、すべてファイバーポストを併用したファイバーポストレジンコアである。

なお、根管処置歯の支台築造を行う際、すべてのステージで健全歯質の保存と、その延長上にあるフェルールを少しでも獲得することを強く意識している。これは残存歯質量ならびにフェルールが支台歯の術後経過において非常に重要であり、また、可能なかぎりポスト孔形成を回避し、髄腔保持型で支台築造を完了することによるメリット

表❶ 髄腔保持型支台築造のメリット

- ポスト孔形成による歯根部歯質の損失がない
- ポスト孔形成による穿孔のリスクがない
- 築造操作が容易になる
- コロナルリーケージのリスクが減る
- 再根管処置が容易になる
- 重篤な歯根破折のリスクが減る

（表1）を活用したいためである。

確認として、鋳造支台築造とレジン築造との比較を表2に示す。両者はさまざまな長所と短所を有している。しかし、両者を比較した支台築造の過去の臨床研究では、長期間にわたった高いエビデンスをもつ報告が少なく、現時点では一概にその良否を論ずることが困難である。

しかし、峯[1]は、支台築造に関する臨床研究の文献的考察で、最も強いエビデンスがあることとして、「残存歯質量の多いほうが支台築造および支台歯の予後はよい」と報告しているため、鋳造支台築造に比較して、健全歯質が保存できる成形材料であるレジン築造のほうが有利としている。ただし、歯肉縁下に及ぶ歯質欠損があるケースでは、鋳造支台築造を選択したほうが確実性からみて有効性が高いケースがあり、それらのケースで鋳造支台築造を選択する場合があり、その頻度は筆者の臨床においては約5％である。

また、機械的強度はレジンよりも金属のほうが

表❷　鋳造支台築造とレジン支台築造の比較

	鋳造支台築造	レジン支台築造
健全歯質の保存	×	◎
確実性	○	△
機械的強度	◎	△
象牙質に対する弾性係数	×	○
過度な応力集中の発生	×	○
吸水性・溶解性	◎	×
審美性	×	◎
歯肉・歯質の着色	△	○
再根管治療の難易度	△	○
金属アレルギー	×	○
経済性	×	○
硬化時収縮	—	有
技工操作	有	無（直接法）／有（間接法）
来院回数	2回	1回（直接法）／2回（間接法）

表❸　ファイバーポストレジンコアのメリット

- 弾性係数が象牙質に近似しているため、応力集中が起こりにくい
- ファイバーポストがレジンセメントやレジンコア材料との接着性に優れている
- ファイバーポストが半透明または白色であるため、ジャケットクラウンの審美性が向上する
- 腐食抵抗性が高く、歯質の変色が起こらない
- 支台歯形成時に起因するメタルタトゥーが生じない
- メタルフリーを獲得することが可能となる
- 金属ポストに比較してファイバーポストを容易に削ることができるため、再根管治療時に歯質の喪失が少ない

あきらかに高いが、反してレジンよりも金属の弾性係数が高いことから、歯質側に過度な応力集中が起こるリスクがある。すなわち、鋳造支台築造のほうが、術後トラブルの一つである歯根破折のリスクが高いといえる。

そのほか、さまざまな点から両者には長所と短所があるため、原則的にはケースに応じて支台築造方法を選択する必要がある。筆者の臨床では、総合的な視点から髄腔保持型でのレジン支台築造を目指し、ポストが必要なケースは、ファイバーポストレジンコアを選択する頻度が高い。

ファイバーポストレジンコアの利点

鋳造支台築造からみたファイバーポストレジンコアのメリットを表3に示す。

ファイバーポストとレジンは、金属に比較して弾性係数が象牙質に近似している。さらに、複数あるインターフェイスで有効な接着を獲得することによって、支台歯と支台築造が一体化し、過度な応力集中が回避でき、重篤な歯根破折への対策として有効である。そのほか、表3に示す多くのメリットがあり、その有用性は高い。

表❹ 根管処置歯の支台築造の臨床ガイドライン
a：単独冠支台歯

クラス	残存壁数*	部位	ポスト	コア	修復物／補綴装置
クラスⅠ	4壁残存	前歯群・臼歯群	設置なし	コンポジットレジン	原則的には種類を選ばないが、臼歯群では咬頭被覆を考慮
クラスⅡ	3壁残存				
クラスⅢ	2壁残存				
クラスⅣ	1壁残存	前歯群	ファイバーポスト	コンポジットレジン	クラウン
		臼歯群	ファイバーポスト or 金属ポスト	コンポジットレジン or 鋳造金属	アンレー or クラウン
クラスⅤ	0壁残存	前歯群・臼歯群	ファイバーポスト or 金属ポスト	コンポジットレジン or 鋳造金属	クラウン

b：ブリッジ・部分床義歯の支台歯

クラス	残存壁数*	部位	ポスト	コア	修復物／補綴装置
クラスⅠ	4壁残存	前歯群・臼歯群	原則的に設置なし。ケースによって、ファイバーポストの設置を考慮	コンポジットレジン	原則的には種類を選ばないが、臼歯群では咬頭被覆を考慮
クラスⅡ	3壁残存				
クラスⅢ	2壁残存	前歯群	ファイバーポスト	コンポジットレジン	クラウン
クラスⅣ	1壁残存	臼歯群	ファイバーポスト or 金属ポスト	コンポジットレジン or 鋳造金属	アンレー or クラウン
クラスⅤ	0壁残存	前歯群・臼歯群	ファイバーポスト or 金属ポスト	コンポジットレジン or 鋳造金属	クラウン

*残存壁数の判定基準：歯質厚径1mm以上・フィニッシュラインから歯質高径が2mm以上

支台築造の臨床ガイドライン

根管処置歯の支台築造の基本的な臨床ガイドラインを単独冠支台歯（表4a）とブリッジ・部分床義歯の支台歯（表4b）に分けて示す[2]。なお、これらの臨床ガイドラインは、過去の高いエビデンスを有するレベルの論文から作成している[3]。

クラス分類は、良好な歯質接着の獲得が前提で残存歯質量を歯肉縁上の残存壁数により5クラス（クラスⅠ～Ⅴ）としている。残存壁数の判定基準は、歯質の水平的厚径が1mm以上、高径が2mm以上とし、残存壁が全周にあれば4壁残存（クラスⅠ・図1）、1壁が欠損していれば3壁残存（クラスⅡ）となり、全周で厚径1mm未満、高径2mm未満であれば、0壁残存（クラスⅤ・図2）と分類する。なお、残存歯質の高径については、さまざまな研究で有効なフェルールの数値として1.5～2.0mmと示されているが、本臨床ガイドラインは上限の2.0mmを採用している。

ポストの設置は、単独冠でクラスⅣ以上、ブリッジあるいは部分床義歯の支台歯でクラスⅢ以上のケースでポストの併用が必要とされている。換言すれば、可能なかぎりポストの設置を回避する方向性を示しているといえる。なお、各メーカーのファイバーポストの添付文書には、文言の違いはあるが共通の非適応症として「残存歯質の全周において、フェルールの高さ1mm未満、厚さ1mm未満の症例」の記載があり、認識しておく必要がある。

これらの臨床ガイドラインは学術的な背景で作成しているが、公的医療保険では注意が必要であ

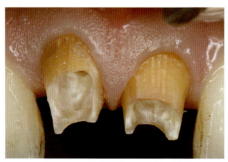

図❶ 築造窩洞形成後の1|1。クラスⅠ（4壁残存）のため、ポスト孔形成は不要

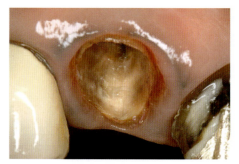

図❷ 築造窩洞形成後の3|。クラスⅤ（0壁残存）のため、ポスト孔形成が必要。フェルール効果を得ることが困難

表❺ 根管処置歯の支台築造の臨床ガイドライン（公的医療保険下）

クラス	残存壁数*	部位	ポスト	コア	修復物／補綴装置
クラスⅠ	4壁残存	前歯群・臼歯群	設置なし	コンポジットレジン	原則的には種類を選ばないが、臼歯群では咬頭被覆を考慮
クラスⅡ	3壁残存				
クラスⅢ	2壁残存	前歯群・臼歯群	ファイバーポスト or 金属ポスト	コンポジットレジン or 鋳造金属	クラウン
クラスⅣ	1壁残存	前歯群・臼歯群	ファイバーポスト or 金属ポスト	コンポジットレジン or 鋳造金属	アンレー or クラウン
クラスⅤ	0壁残存	前歯群・臼歯群	ファイバーポスト or 金属ポスト	コンポジットレジン or 鋳造金属	クラウン

＊残存壁数の判定基準：歯質厚径1mm以上・フィニッシュラインから歯質高径が2mm以上

る。その理由は、2014年4月の診療報酬改定時において、留意事項の文言が「歯冠部歯質が3面以上残存していれば、既製金属ポストを併用しなくても算定可能である」と変更されたからである。この変更により、公的医療保険制度上でレジン築造の髄腔保持型が認められたといえる。

なお、2016年4月の診療報酬改定時に支台築造の留意事項が整理され、「3面」が「3壁」に文言変更がなされた。したがって、現行の公的医療保険制度上においては、表5に示す根管処置歯の支台築造の臨床ガイドラインで行われなければならない。

これらの臨床ガイドラインはあくまで原則的であり、臨床においてさまざまな状況にあるケースに応じて検査、診断のうえ、支台築造が選択されるべきである。

臨床トラブルへの対策

本連載で重要な視点のひとつに、「ファイバーポストレジンコアで支台築造後に発生し得る臨床トラブル」の対策を考察および提案することであった。起こり得る主な臨床トラブルには、「ファイバーポストレジンコアからの脱離・脱落」、「二次う蝕」、「ファイバーポストを伴ったコアの破折」が挙げられる。

1. 脱離、脱落への対策

ファイバーポストレジンコアは、歯科接着を背景とした技術である。歯質、とくに象牙質に対し

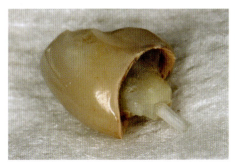
図❸ ファイバーポストの表面が露出して脱落した [5]

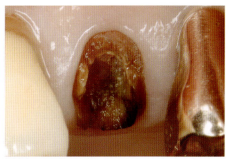
図❹ 二次う蝕が確認できるが、歯根破折などの所見はなく再補綴可能

て永続的かつ良好な接着を獲得することが、レジンコアでは最も重要である。さらにファイバーポストとレジンコアとのインターフェイスにも歯科接着を獲得することも重要である（図3、4）。また、間接法を選択した場合、硬化しているレジンコア表面に対して、装着材料である接着性レジンセメントやコア用レジンが接着しなくてはならないため、メーカー指示に従い、精確な治療を心がけることが肝要である。

2.二次う蝕への対策

脱離、脱落への対策と同じであるが、二次う蝕への対策としても歯質、とくに象牙質に対して永続的な接着を目指す必要がある。しかし、接着性材料は経年的にみると、加水分解により接着性が劣化するというネガティブな報告があるが、それらの報告が接着性材料を選択せず従来型のセメントを選択する理由にはならない。なぜならば、レジン支台築造後の上部構造の装着においても、有効な接着が得られる接着性材料で装着することによるメリットのほうが勝ると考えるからである。

う蝕が原因の脱灰象牙質を確実に除去し、レジン築造、そしてその後の上部構造においても、接着性材料を活用することが望まれる。

3. ファイバーポストを伴ったコアの破折

鋳造支台築造に比較して、縦破折を伴うような重篤な歯根破折のリスクがファイバーポストレジンコアにおいて低いことは前述した。しかし、過度な外力で破折が起るケースがあり、ファイバーポストレジンコアの場合、歯槽骨縁や歯頸部付近で水平的破折が生じることが多い。その対策のため、複数のファイバーポストなどでそのあたりを補強することが有効である（図5〜8）。しかし、咬合力などの外力への対策が最も重要であることはいうまでもない。

直接法と間接法の術式選択

レジン支台築造は、主に直接法で行われている。間接法のレジン支台築造は、象牙質接着の信頼性が低かった1980年代に、主に接着性の向上を目的として紹介されていた。象牙質接着の信頼性が高くなった現在でも、直接法のデメリットを回避する目的で行われ、間接法のほうが有用性が高いケースがある。参考として、直接法と間接法の比較を表6に示す。

直接法と間接法にはそれぞれメリット、デメリットがある。直接法は、築造窩洞形成後に歯質欠損が歯肉縁下に及んでいないケースや、歯冠部歯質の残存量が比較的多いケースで高い有用性がある。なお、直接法ではコンポジットレジン自体のボリュームが多い場合、レジンの重合収縮によって接着のインターフェイスに収縮応力が起こることを考慮に入れ、積層法を採用して対応する必要がある。

一方、間接法は、作業模型上でレジン築造体が

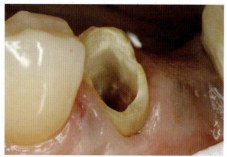
図❺ 築造窩洞形成後の 5|

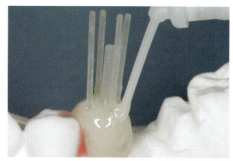
図❻ 間接法で複数本のファイバーポストを併用したレジン築造体を製作

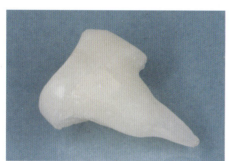
図❼ 製作した複数本ファイバーポスト併用レジン築造体

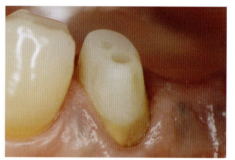
図❽ 支台歯に築造体を接着したのち、支台歯形成終了

表❻ レジン支台築造における直接法と間接法の比較

	直接法	間接法
メリット	・製作過程が単純 ・即日、築造が完了する ・即日、支台歯形成，印象採得が可能 ・窩洞にアンダーカットがあってもよい	・適正な支台歯形態を付与できる ・レジンの重合収縮を小さくできる ・歯肉溝からの滲出液の影響を受けにくい ・1回のチェアータイムを短縮できる
デメリット	・1回のチェアータイムが長い ・レジンの重合収縮が大きい ・操作（防湿、付形など）が難しい	・製作過程が複雑である ・来院回数が1回増える ・大きなアンダーカットの除去が必要 ・仮着材・仮封材の影響や窩洞の汚染の可能性がある

製作されるため、重合収縮による接着への影響を大幅に軽減できる。また、コア部の形態付与ができるため、複数歯の平行性が求められるブリッジや連結冠の支台歯、あるいは防湿が困難な下顎臼歯部の支台築造など、間接法を選択したほうが有利なケースも少なくない。したがって、臨床ケースに応じて、直接法か間接法かを選択する。

ファイバーポストレジンコアのリスク因子

　根管処置歯の支台築造において、ファイバーポストレジンコアにはさまざまなメリットがあり、優れた支台築造といえる。しかし、最良の歯科接着を得ることが必須であるなど、ファイバーポストレジンコアは臨床においてさまざまなリスク因子がある（**表7**）。

　上部構造における適切な咬合付与や支台歯の状況（ブラキシズムなどの支台歯環境）など、支台築造以外での因子が術後に影響する。したがって、ファイバーポストレジンコア以外の因子によって術後トラブルが生じないよう十分に留意する必要

表❼ ファイバーポストレジンコアにおけるリスク因子

- 適応症の選択
- 築造窩洞形成
- ファイバーポストの物性
- コア用コンポジットレジンの物性
- 象牙質とコンポジットレジンとの接着
- ファイバーポストとコンポジットレジンの接着
- 上部構造と支台歯との接着
- 上部構造の咬合状態
- 支台歯環境（ブラキシズムなど）

があることはいうまでもない。

それらを前提としてファイバーポストレジンコアでとくに強調すべきリスク因子は、「材料の物性」と「接着」である。

1. ファイバーポストの物性

特定保険医療材料としてのファイバーポストの定義のなかで「ガラス繊維を68％以上含有し、曲げ強さが700MPa以上であること」（2017年9月改変）の項目がある。しかし、曲げ強さの数値の下限は示されているが、厚生労働省が特定保険医療材料として認めたファイバーポストであっても、実際にはその物性に差がある。

しかし、現時点において、メーカーから行政側に提出されたデータは公表されていない。したがって、各種ファイバーポストの機械的強度を含めた物性に差があるとしても、使用する側に選択するためのデータがないことは、使用される側の患者側にとっても問題といえる。

2. 歯質、ならびに各マテリアル間における接着

ファイバーポストレジンコアは、すべてのインターフェイスにおいて、良好な接着を獲得することが前提である。ボンディング材、シラン処理材、コンポジットレジンあるいはファイバーポストのファイバーポストレジンコア周辺は、基本的に疎水性のマテリアルであるため、水分への配慮が必須である。とくにポスト孔内の水分の除去は形態的な理由で困難であり、エアブローなどで可能な限り乾燥状態を目指す必要がある。また、仮着材、仮封材など、治療術式のなかで生じる接着阻害因子を、確実に排除することも重要である。したがって、術者には接着への理解と習熟が高いレベルで求められる。

ファイバーポストレジンコアの展望

米国は、わが国と比較して治療結果に対しての訴訟が多く、訴訟費用をカバーするために、患者側の負担する費用が高くなっているという意見がある。術後のトラブルを避ける必要性が高い理由からか、ファイバーポストよりもチタン製既製ポストの使用頻度が米国では高いことを耳にする。その理由として、繰り返しの咬合力でファイバーポストの強度の劣化、あるいは経年的な接着性の低下が危惧されていると推測される。

それらの危惧の対策として、複数本のファイバーポストを併用することや、スリーブが用意されているシステム[4]を使用することが推奨される。しかし、現時点では、それらの対策が有効であるか否かに答える高いレベルでのエビデンスを有した臨床研究の報告はない。したがって、さらにさまざま視点からの臨床研究が進むことが望まれる。

最後にファイバーポストレジンコアの長所を患者側に提供し、経年的な口腔の変化に対応するため、咬合状態の検査を含めた長期的にわたる定期的なメインテナンスが重要であることを確認したい。

【参考文献】
1) 峯 篤史："2013年における"歯根破折防止策の文献的考察. 日補綴会誌，6：26-35，2014.
2) 坪田有史：支台築造とファイバーポストコアの現状. 日補綴会誌 9：94-100，2017.
3) 坪田有史：接着と合着を再考する—支台築造を中心に—. 日補綴会誌，4：364-371，2012.
4) 川本善和：i-TFCシステムを応用した症例. デンタルダイヤモンド，42（13）：81-86，2017.

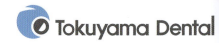

多目的接着材
ボンドマー ライトレスは
「かんたん」操作で「らくらく」管理

【1】A液とB液を混ぜる

【2】塗布して待たずに乾燥

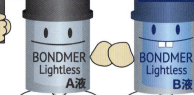

光照射不要!!

- CR充填時のボンディング
- 支台歯（レジン・メタル）の表面処理
- レジンコアのボンディング
- 破折前装冠修理・審美改善
- ファイバーポストの前処理
- CAD/CAM冠など補綴物装着時の前処理
- その他技工用途

※併用材料が特定の前処理材・接着材を指定している場合を除きます。　※硬化したアクリル系レジンには接着いたしません。

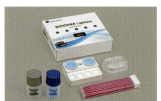

ボンドマー ライトレス
標準医院価格 ￥9,000／セット

歯科用象牙質接着材／
歯科セラミックス用接着材料／歯科金属用接着材料
（管理医療機器）認証番号 228AABZX00104000

前処理材を共通化することにより
在庫管理もらくらく!!

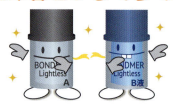

株式会社 トクヤマデンタル
本　社　〒110-0016 東京都台東区台東1-38-9

お問い合わせ・資料請求
インフォメーションサービス
0120-54-1182
受付時間 9:00～12:00/13:00～17:00（土・日祭日は除く）

Webにもいろいろ情報載っています！
トクヤマデンタル　検索

●札　幌 TEL011-812-5690　●仙　台 TEL022-717-6444　●東　京 TEL03-3835-7201　●名古屋 TEL052-932-6851　●大　阪 TEL06-6386-0700　●福　岡 TEL092-412-3240

グラスファイバー系支台築造用ポストファイバーコア ポスト

FibreKor Post System

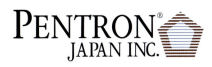
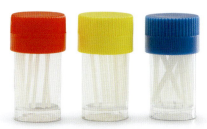

■ グラスファイバーにより、弾性を持ちながら、高い破折強さを発揮

マトリックスレジン内部に緻密に収束されたグラスファイバー繊維が確認できます。単方向に走行するグラスファイバーは、ファイバーコア ポストに十分な破折強さと優れた柔軟性を発揮させます。

■ 耐水性に優れたSグラスファイバー採用

機械的特性に優れたSグラスファイバーが採用されています。グラスファイバーには、SグラスファイバーとEグラスファイバーがありますが、Sグラスファイバーには水に溶解しやすい酸化ホウ素(B_2O_3)を含まないため、耐水性に優れた材料と言われています。

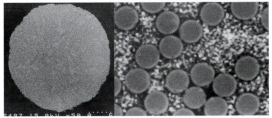
ファイバーコア ポスト割断面の2次電子線による全体像及び拡大像

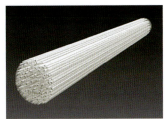
イメージ図

■ ファイバーコア ポスト

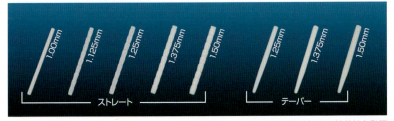

● ポスト表面にレジンコーティング処理を施し、築造用レジンとの良好な濡れ性、高い接着性を発揮

ストレート & テーパー　10本入 9,600円、30本入 26,400円

ファイバーコア ポスト　管理医療機器　医療用品4 整形用品 歯科根管用ポスト成形品(38609000)　認証番号:222AGBZX00195000号

■ ファイバークリア ポスト 4X

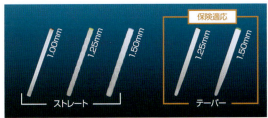

保険適応

● 光透過性、X線造影性耐久性が向上　● テーパータイプは保険適応

ストレート：10本入 各10,000円、30本入 28,800円
テーパー：10本入 各10,000円、30本入 26,700円、40本入 35,600円

ファイバークリア ポスト 4X　管理医療機器　医療用品4 整形用品 歯科根管用ポスト成形品(38609000)　認証番号:226AFBZX00041000号

支台築造用レジン　ビルドイット FR

グラスファイバーを含有し、優れた靱性を発揮

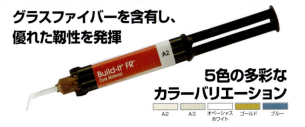

5色の多彩なカラーバリエーション
A2　A3　オペーシャスホワイト　ゴールド　ブルー

適度なチクソトロピー性と、流動性を備え、思い通りの築盛が可能です。「ファイバーコア ポスト」とのコンビネーションにより歯への負担を軽減し審美性の高い支台築造が可能となります。

4mLシリンジ 単品 4,800円、4mL 3シリンジセット 13,100円
25mLカートリッジ 単品 14,800円

管理医療機器　歯科材料5 歯科用接着充填材料 歯科用支台築造材料(38789000)　認証番号:21400BZY00278000号

支台築造用レジン　オックスフォード フローコア ZR

圧縮強さ 320 MPa

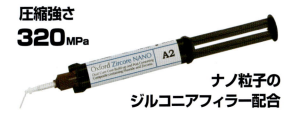

ナノ粒子のジルコニアフィラー配合

ナノ粒子のジルコニアフィラーを配合し、耐久性に優れた強度を持ちます。象牙質に近似した被削性を持ち支台歯形成の際に象牙質との移行部にギャップが生じにくく、歯質を削っているような感覚で美しい切削面を形成することができます。

4mLシリンジ 単品 7,250円

管理医療機器　歯科材料5 歯科用接着充填材料 歯科用支台築造材料(38789000)　認証番号:226AIBZX00019000号

表示価格は2018年4月1日現在の標準価格です。
（消費税を含みません）

製造販売元
ペントロン ジャパン株式会社

〒140-0014　東京都品川区大井4-13-17　5F・6F
TEL.03-5746-0316　FAX.03-5746-0320

破折を予防する
歯内療法とその後の修復処置
5つのチェックポイント

【監著】石井 宏

【著】尾上正治、田中浩祐、大森さゆり

歯内療法における破折予防のテクニック!!

歯科医師が最も遭遇したくない臨床的な状況の一つである歯の破折。本書は、この破折を予防するための歯内療法のテクニックを、5つのチェックポイントを切り口にコンパクトにまとめた1冊です。

歯の破折を、咀嚼運動やパラファンクションなどをはじめとする歯科医師がコントロールしにくい要因と、歯冠修復処置や根管形成に問題があるような歯科医師がコントロール可能な要因とに分類。本書では、歯科医師がコントロール可能な要因に対して、具体的にどのようなことに注意しながら臨床を進めていけばよいのかに焦点を当てています。そして、治療ステップごとのチェックポイント、失敗しない・破折させないテクニックなどについて、科学的な知見や専門家の共通見解、臨床例などで構成し、日常臨床ですぐ役立つ内容になっています。

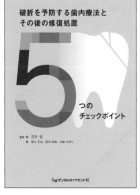

A4判／94頁／オールカラー
定価（本体7,800円＋税）

◎◎◎ Contents ◎◎◎

1. 抜髄、抜歯する？ しない？
2. 歯を守るための
   歯内療法5つのチェックポイント
   - ✓ 01　髄腔開拡
   - ✓ 02　根管形成・拡大
   - ✓ 03　根管洗浄・貼薬・充塡
   - ✓ 04　支台築造と接着
   - ✓ 05　補綴物の形態

株式会社 デンタルダイヤモンド社

〒113-0033　東京都文京区本郷3丁目2番15号
TEL 03-6801-5810(代) ／ FAX 03-6801-5009
URL : https://www.dental-diamond.co.jp/

歯科臨床ビジュアライズ
教科書にはない臨床家の本道

"補綴篇"
"保存・難症例篇"

阿部 修 東京都・平和歯科医院

真に進むべき道なき道を歩む
"臨床家の手仕事"を、
豊富な写真で魅せる
歯科臨床 Picture Book！
"補綴篇""保存・難症例篇"
2冊同時発刊！！

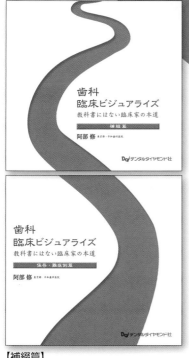

【補綴篇】
A4判変型／144頁／オールカラー
【保存・難症例篇】
A4判変型／136頁／オールカラー
各冊・定価(7,000円+税)

歯内療法のイメージが定着している著者は、あくまでも総合診療医という立場から歯内療法の質を高めるためにできることを探り、検証してきたという。そして、う蝕や歯周病、クラウン・ブリッジから総義歯、小矯正から口腔外科治療に至るまで、あらゆる治療を日々行っていることを常々強調している。いま最も注目されている臨床家・阿部 修の手仕事を、「補綴」「保存」「難症例」の切り口から豊富な写真で展開する臨床ピクチャーブック！

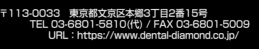
〒113-0033　東京都文京区本郷3丁目2番15号
TEL 03-6801-5810(代) / FAX 03-6801-5009
URL : https://www.dental-diamond.co.jp/

株式会社 デンタルダイヤモンド社

● 編集委員略歴

坪田有史（つぼた ゆうじ）

1989年	鶴見大学歯学部卒業
1994年	鶴見大学大学院歯学研究科修了 鶴見大学歯学部助手（歯科補綴学第2講座）
2007年	鶴見大学歯学部助教（歯科補綴学第2講座、 2011年よりクラウンブリッジ補綴学講座）
2012年	東京都文京区にて坪田デンタルクリニック開業 鶴見大学歯学部臨床教授
2013年	鶴見大学歯学部非常勤講師（歯科理工学講座） 現在に至る

日本補綴歯科学会　専門医・指導医
日本接着歯学会　接着歯科治療認定医
日本歯科理工学会　Dental Materials Senior Adviser

川本善和（かわもと よしかず）

1996年	日本大学歯学部卒業
2002年	日本大学大学院歯学研究科修了 日本大学歯学部専修医（補綴学教室クラウン・ブリッジ学講座）
2004年	日本大学歯学部助手（補綴学教室クラウン・ブリッジ学講座）
2007年	東京都板橋区にてアース歯科クリニック開業 現在に至る

日本補綴歯科学会　専門医
日本歯科理工学会　Dentai Materials Adviser

DENTAL DIAMOND ムック

これから始める・さらに深める
ファイバーポストレジンコアの臨床

発 行 日——2018年5月1日
編集委員——坪田有史｜川本善和
発 行 人——濱野 優
発 行 所——株式会社デンタルダイヤモンド社
　　　　　　〒113-0033
　　　　　　東京都文京区本郷3-2-15 新興ビル
　　　　　　TEL　03-6801-5810 ㈹
　　　　　　https://www.dental-diamond.co.jp/
　　　　　　振替口座　00160-3-10768
印 刷 所——共立印刷株式会社

・本書の複製権・翻訳権・上映権・譲渡権・公衆送信権（送信可能化権を含む）は㈱デンタルダイヤモンド社が保有します。
・<JCOPY>㈳出版者著作権管理機構 委託出版物>
本書の無断複写は著作権法上での例外を除き禁じられています。複写される場合は、そのつど事前に、㈳出版者著作権管理機構（電話 03-3513-6969、FAX 03-3513-6979、e-mail：info@jcopy.or.jp）の許諾を得てください。